メディカル・ホームワーク

看護学生が覚えておきたい！
数字・数値 まるごとドリル
―試験・実習・実践に役立つ数字―

30日間特訓！

CONTENTS

1日目	看護の法律・規定に関する数字	16日目	栄養について覚えておきたい数字
2日目	医療提供施設に関する数字	17日目	さまざまな理論に関する数字
3日目	社会保障に関する数字	18日目	看護の歴史に関する数字
4日目	国民の動向と健康に関する数字	19日目	母性看護学の数字① 受精と胎児の成長
5日目	人体の数字① 骨・関節・筋	20日目	母性看護学の数字② 妊娠と出産
6日目	人体の数字② 呼吸器と呼吸	21日目	母性看護学の数字③ 産褥期と新生児
7日目	人体の数字③ 心臓と血管	22日目	母性看護学の数字④ 不妊・先天異常
8日目	人体の数字④ 消化器と消化	23日目	小児看護学の数字① 児童福祉と母子保健
9日目	人体の数字⑤ 中枢神経と末梢神経	24日目	小児看護学の数字② 成長・発育と評価
10日目	看護技術の数字① 注射に関する数字	25日目	小児看護学の数字③ 子どもの食事と栄養
11日目	看護技術の数字② 呼吸のケアと管理	26日目	老年看護学の数字① 高齢者と生活
12日目	看護技術の数字③ 血圧測定・採血・輸血	27日目	老年看護学の数字② 高齢者と疾患
13日目	看護技術の数字④ 活動・休息・安楽	28日目	救急・急変・緊急時の看護に関する数字
14日目	看護技術の数字⑤ 食事の援助と栄養法	29日目	意識レベルの判別トレーニング
15日目	看護技術の数字⑥ 排泄のしくみと援助	30日目	覚えておきたい基準値・診断基準
		別冊	解答と解説

本書のポイント

- 看護に役立つ「数字」を丸ごとドリル化！
- 覚えておきたい数字だけを集中して学べる
- 数に関する問題を解きながら看護学全般を総復習！
- 考えて解き、ときには調べて解くから力がつく
- １００点満点のテスト形式だから苦手分野も一目瞭然

看護の法律・規定に関する数字

1 保健師助産師看護師法について、設問に答えなさい。

(1) つぎの文書を読み、空欄①～④に当てはまる数字を書きなさい。　[各3点・合計12点]

　　①　年（昭和23年）に制定された保健婦助産婦看護婦法により、医師の補助的存在であった看護職が、独立した専門職としての身分を保証されるようになった。その後、長い時を経て　②　年（平成13年）に改正され（翌年施行）、法律の名称が保健師助産師看護師法に改められた。

　　同法は、　③　種類の看護職について、その業務や身分、罰則、免許、試験などのあらゆる事柄を規定する法律である。その第　④　条では、「この法律の目的は保健師、助産師および看護師の資質を向上し、もって医療および公衆衛生の普及向上をはかることである」とされている。

①	②	③	④

(2) つぎに挙げる規定と当てはまる条文を線で結びなさい。　[各2点・合計12点]

①看護職の守秘義務　　　・　　　　　　・第5条
②相対的欠格事由　　　　・　　　　　　・第9条
③助産師、看護師の名称独占・　　　　　・第21条
④看護師の定義　　　　　・　　　　　　・第31条
⑤看護師の業務独占　　　・　　　　　　・第42条の2
⑥看護師国家試験受験資格・　　　　　　・第42条の3

(3) つぎの文章を読み、下線の数字が正しいものには○、誤っているものには×を書きなさい。　[各2点・合計16点]

①看護師の守秘義務違反には、<u>1年</u>以下の懲役もしくは<u>10万円</u>以下の罰金が課せられる。（　　）

②看護職がその登録事項に変更が生じた場合、<u>30日</u>以内に訂正を申請する。（　　）

③助産師、看護師、准看護師の名称独占が規定されたのは<u>2004年</u>である。（　　）

④業務に従事している看護職は<u>2年</u>ごとに就業地の都道府県知事に一定の事項を届け出る。（　　）

⑤<u>5年</u>以上業務経験のある准看護師は2年課程通信制による看護師教育課程を受けられる。（　　）

⑥助産師の守秘義務は保助看法の<u>第32条</u>で規定されている。（　　）

⑦<u>2007年</u>に保健師・助産師免許の付与要件に看護師国家試験の合格が追加された。（　　）

⑧保健師の名称独占は保助看法の<u>第29条</u>に規定される。（　　）

2 届け出と記録の保存について、設問に答えなさい。

（1） 出生と死産の届け出に関する文章を読み、空欄①〜④を埋めなさい。　　　[各3点・合計12点]

法令では、妊娠 ① ヶ月以後の死児の出産を死産という。出生届は ② 日以内に出生地の市町村へ届け出るが、死産の場合には、死産後 ③ 日以内に届出人の所在地または死産があった場所の市町村に届け出る必要がある。また助産師は、死産児を検案し、異常があると判断した場合には、 ④ 時間以内に所轄（しょかつ）の警察署に届け出る義務を負う。

①	②	③	④

（2） つぎに挙げる記録について、保存しなければならない期間を書きなさい。　　　[各3点・合計18点]

①診療録（カルテ）		②看護記録		③病院日誌	
④助産録		⑤処方箋（病院）		⑥処方箋（調剤薬局）	

3 労働に関する法律についての文章を読み、設問に答えなさい。

労働基準法において、ア：労働時間は、休憩時間を除き1日につき ① 時間、1週間につき ② 時間を超えてはならないとされている。また、労働時間が6時間を超える場合には少なくとも ③ 分、8時間を超える場合には ④ 分の休憩を与えなくてはならない、と定められている。さらに、使用者は労働者に対して、毎週少なくとも ⑤ 回（あるいは4週間で ⑥ 回以上）の休日を与えなければならない、ともされている。

（1） 空欄①〜⑥に当てはまる数字を書きなさい。　　　[各3点・合計18点]

①	②	③	④	⑤	⑥

（2） 文中アの規定は、労働基準法の第何条によるものか。　　　[3点]

①32条　　②35条　　③65条　　④67条　　　（　　　）

（3） 妊産婦等に関する労働基準法の規定について、空欄に当てはまる数字を書きなさい。　　　[各3点・合計9点]

①使用者は産後 [　　　] 週間を経過しない女性を就業させてはならない。

②使用者は [　　　] 週間以内に出産する予定の女性が休業を請求した場合、拒否できない。

③生後満 [　　　] 歳に達しない生児を育てる女性は休憩時間のほか、育児時間を請求できる。

2日目 医療提供施設に関する数字

1 医療提供施設に関する文章を読み、設問に答えなさい。

　医学や薬学等の専門知識や技術を用い、病気やケガの治療など、医療を提供する場所を医療提供施設という。医療に関する法律である医療法の第 ① 条では、病院、診療所、介護老人保健施設、調剤薬局、助産所などを医療提供施設と定めている。そのうち医師が医業を行う場所と規定されるのが病院と診療所であるが、病床が ② 〜 ③ 床までのものを診療所、 ④ 床以上のものを病院として区別している。
　また病院はその規模や機能によって、診療所を含めた一般病院のほか、 ⑤ 床以上で、 ⑥ 時間体制の救急医療を提供できる設備等を条件とする地域医療支援病院や、さらに高度な医療を提供し、 ⑦ 床以上の病床と、定められた ⑧ の診療科を有することなどの厳しい要件をもつ特定機能病院などに分類される。

(1) 空欄①〜⑧に当てはまる数字を書きなさい。　[各5点・合計40点]

①		②		③		④	
⑤		⑥		⑦		⑧	

(2) 平成28年時点で日本国内の病院数（診療所を除く）は、およそつぎのうちどれか。　[4点]

　　①4,500　　②8,500　　③10,000　　④12,000　　　　　　（　　　）

(3) 平成29年6月時点の特定機能病院の施設数はつぎのうちどれか。　[4点]

　　①34　　②56　　③85　　④124　　　　　　（　　　）

(4) 平成28年時点の地域医療支援病院の施設数はつぎのうちどれか。　[4点]

　　①245　　②420　　③538　　④744　　　　　　（　　　）

(5) 医療法の改正で調剤薬局が医療提供施設として明記されたのはいつか。　[4点]

　　①2005年　　②2007年　　③2009年　　④2012年　　　　　　（　　　）

(6) 助産所が産婦・褥婦を入所させる設備をもつことができるのは何人までか。　[4点]

　　①5人　　②7人　　③9人　　④10人　　　　　　（　　　）

2 病院について定められた基準に関する設問に答えなさい。　　　　　　　　　　　　　[各4点・合計28点]

（1）医療法で定められた患者1人に対する病院の病床面積の基準はつぎのうちどれか。

①2.4m²以上　　②3.6m²以上　　③5.6m²以上　　④6.4m²以上　　　　（　　　）

（2）医療法で定められた病室（片側居室）の廊下幅はつぎのうちどれか。

①1.5m以上　　②1.8m以上　　③2.1m以上　　④2.4m以上　　　　（　　　）

（3）病室の窓の面積は、病室の床面積の1／[　　]以上とする。

①4　　②7　　③9　　④12　　　　　　　　　　　　　　　　　　（　　　）

（4）療養施設地域の騒音の環境基準では、昼は[ア]デシベル以下、夜は[イ]デシベル以下とされる。[ア]と[イ]に合う組み合わせはどれか。

①ア50　イ40　　②ア40　イ30　　③ア60　イ40　　④ア50　イ30

（　　　）

（5）医療法における一般病床の看護職員の総配置基準は患者何人に対し看護職員1人か。

①2　　②3　　③4　　④7　　　　　　　　　　　　　　　　　　（　　　）

（6）診療報酬上最も高い評価の看護職員人員実質配置は患者何人に対し看護職員1人か。

①2　　②3　　③4　　④7　　　　　　　　　　　　　　　　　　（　　　）

（7）外来患者に対する看護職員数は、外来患者何人に対して看護職員1人が基準とされるか。

①15　　②30　　③60　　④100　　　　　　　　　　　　　　　　（　　　）

3 つぎの説明を読み、正しい方を○で囲みなさい。　　　　　　　　　　　　　　　　　[各2点・合計12点]

（1）ファビオラにより初の一般市民病院が設立されたのは[　4　・　7　]世紀である。

（2）聖徳太子の時代に[　四　・　五　]箇院とよばれる医療施設がつくられた。

（3）診療報酬制度においては、診療報酬点数1点を[　1　・　10　]円で換算する。

（4）原則的に診療報酬点数の見直しは[　1　・　2　]年に1度行われる。

（5）病床区分は[　4　・　5　]つの種別が設けられている。

（6）老人保健施設は[　2000　・　2012　]年に介護老人保健施設に名称変更された。

3日目 社会保障に関する数字

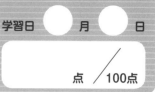

1 医療保険制度と高齢者医療制度についての文章を読み、設問に答えなさい。

わが国では、国民皆保険の確立により、誰もが安心して医療を受けることのできる体制が整えられている。国民全員が何らかの医療保険に加入することで、病気やけがをしたときには、かかった医療費の ① 割（未就学児は ② 割）を自己負担するだけで医療を受けることができる。また ③ 年から開始された後期高齢者医療制度により ④ 歳以上の後期高齢者は医療保険制度の枠組みから外れ、後期高齢者医療制度の適用を受ける。この制度において、後期高齢者はかかった医療費の ⑤ 割を自己負担し、残りが税金や国庫で賄われる。また ⑥ 歳から ⑦ 歳までは前期高齢者とし、そのうち ⑧ 歳以上は原則 ⑨ 割を自己負担する。ただし現役世代並みの所得がある場合には、いずれも ⑩ 割の自己負担が必要となる。

（1）空欄①～⑩に当てはまる数字を書きなさい。　[各3点・合計30点]

①	②	③	④	⑤
⑥	⑦	⑧	⑨	⑩

（2）わが国で国民皆保険が確立されたのはいつか。　[3点]

①1961年　　②1970年　　③1996年　　④2000年　　（　　）

（3）国民皆保険制度は「すべての国民は健康的で文化的な最低限度の生活を営む権利を有する」という日本国憲法の条文により保障されている。この条文は第何条か。　[3点]

①1条　　②9条　　③14条　　④25条　　（　　）

（4）一定の障害を持つ場合に高齢者医療制度の対象となる年齢はつぎのうちどれか。　[3点]

①6歳～74歳　　②20歳～74歳　　③65歳～74歳　　④70歳～74歳　　（　　）

（5）平成26年度におけるわが国の国民医療費は、およそどれくらいか。　[3点]

①25兆円　　②32兆円　　③37兆円　　④41兆円　　（　　）

（6）平成26年度における社会保障給付費の総額は、およそどれくらいか。　[3点]

①65兆円　　②74兆円　　③96兆円　　④112兆円　　（　　）

2 介護保険制度に関する文章を読み、設問に答えなさい。

介護保険法の施行に基づき、①　　　年から始まった介護保険制度により②　　　歳以上の国民はすべて、介護保険への加入が義務付けられている。介護保険においては③　　　歳以上の加入者を第1号被保険者、④　　　歳以上から⑤　　　歳までの加入者を第2号被保険者という。介護保険の判定では、2度の審査を経て非該当を除き⑥　　　段階に区分され、それぞれの段階に応じた給付を受けることができる。そのうち給付限度基準額が最も多いのは、要介護⑦　　　である。介護保険サービスを受けるときは、原則的に利用金額の⑧　　　割を自己負担するが、一定以上の所得（単身世帯で年収280万円以上など）がある場合には⑨　　　割、さらに2018年（平成30年）の8月からは現役世代並みの所得（単身世帯で年収340万円以上など）の場合には⑩　　　割を自己負担とすることになった。

（1）空欄①～⑩に当てはまる数字を書きなさい。 [各3点・合計30点]

①	②	③	④	⑤
⑥	⑦	⑧	⑨	⑩

（2）第2号被保険者が介護保険の適用を受けることのできる特定疾患はいくつあるか。 [3点]

①12　　②16　　③42　　④56　　　　　　　　（　　　）

（3）平成27年度時点での介護給付の総費用は、およそどのくらいか。 [3点]

①3.6兆円　　②5.7兆円　　③7.2兆円　　④9.8兆円　　　　（　　　）

3 年金保険制度についての文章を読み、設問に答えなさい。

高齢になるにつれ、十分な所得を得ることが困難になった場合の生活を支えるために給付されるのが年金で、それを支える仕組みを年金保険制度という。年金保険制度には、①　　　歳以上の国民全員が強制加入する国民年金のほか、会社員が加入する厚生年金、公務員が加入する共済年金がある。

将来、国民年金の給付を受けるためには、加入してから②　　　歳になるまでの一定期間、年金保険料を納付しなければならない。老齢年金を受給するには、今までは最低でも③　　　年分以上の年金保険料の納付済期間が必要であったが、2017年（平成29年）8月からはその期間が④　　　年に短縮された。

（1）空欄①～④に当てはまる数字を書きなさい。 [各3点・合計12点]

①	②	③	④

（2）国民年金の加入者のうち厚生年金・共済年金の加入者を第何号被保険者というか。 [4点]

［　　　　　　　　　　　　　　］

（3）平成26年度における年金給付費用の総額は、およそどれくらいか。 [3点]

①32兆円　　②54兆円　　③62兆円　　④74兆円　　　　（　　　）

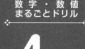

国民の動向と健康に関する数字

1 人口の動向についての文章を読み、設問に答えなさい。

　平成28年のデータによると、日本の総人口は約　ア　人であるが、少子化の影響もあり年々減少傾向にある。年少人口や生産年齢人口が減少する一方で、高齢化率は年々上昇しており、その結果、平均寿命については世界最高水準となっている。
　第1次ベビーブーム、第2次ベビーブーム以降、出生数、合計特殊出生率ともに減少傾向が続いているため、超高齢化社会における社会保障制度の維持が課題となっている。

（1）アに当てはまる数字はどれか。 [5点]
　①9,755万　②1億1,210万　③1億2,693万　④1億3,743万　（　　）

（2）生産年齢人口とは、何歳から何歳までの年齢をいうか。 [5点]
　［　　　　　　　　　　　　　］

（3）平成28年における日本人の平均寿命について、正しい組み合わせはどれか。 [5点]
　①男性77.72歳　　女性84.62歳
　②男性80.98歳　　女性87.14歳
　③男性85.90歳　　女性79.44歳
　④男性86.61歳　　女性80.21歳　（　　）

（4）第2次ベビーブームが起きたのはいつごろか。 [5点]
　①昭和22年〜24年　　②昭和46年〜49年
　③昭和54年〜57年　　④平成2年〜6年　（　　）

（5）合計特殊出生率とはどのようなものか。具体的な年齢を示し、説明しなさい。 [10点]
　［　　　　　　　　　　　　　　　　　　　　　　　　　　　　　　　］

（6）平成27年における合計特殊出生率はつぎのうちどれか。 [5点]
　①1.45　②1.52　③1.78　④2.12　（　　）

（7）超高齢化社会であるわが国の平成28年時点での高齢化率はつぎのうちどれか。 [5点]
　①12.7%　②21.3%　③27.3%　④28.9%　（　　）

（8）わが国では、人口調査である国勢調査は何年に一度行われるか。 [5点]
　［　　　　　　　　　　　　　］

2 出生と死亡の動向について、つぎの設問に答えなさい。

（1） 平成27年における出生数は、およそつぎのうちどれか。 [5点]

①100万6千人　②112万人　③121万9千人　④132万6千人　（　　）

（2） 周産期死亡とは、妊娠［ ア ］週以後の死産と生後［ イ ］週未満の早期新生児死亡を合わせたもので、出産［ ウ ］対で示される。ア～ウに当てはまる数字を書きなさい。 [各3点・合計9点]

［ア：　　　　　　］［イ：　　　　　　］［ウ：　　　　　　］

（3） 平成27年における死亡数は、およそつぎのうちどれか。 [5点]

①112万2千人　②126万人　③129万人　④132万2千人　（　　）

（4） 平成27年における自殺による死亡は、10～14歳の死因の何位か。 [6点]

［　　　　　　　　　　　］

（5） 平成27年における肺がんによる死亡順位の正しい組み合わせはどれか。 [5点]

①男1位　女1位　②男2位　女1位　③男1位　女2位　④男2位　女2位　（　　）

（6） 平成27年における大腸がんによる死亡順位の正しい組み合わせはどれか。 [5点]

①男1位　女3位　②男3位　女1位　③男1位　女1位　④男3位　女3位　（　　）

3 健康に関してつぎの設問に答えなさい。

（1） 健康に関する出来事を、起きた年代の古い順に並べなさい。 [各2点・合計8点]

ア　世界保健機関（WHO）が健康に関する定義を行った。
イ　アルマーアタ宣言が採択され、プライマリヘルスケアが提唱された。
ウ　オタワ憲章が採択され、ヘルスプロモーションの考え方が示された
エ　世界保健機関（WHO）が天然痘根絶宣言を出した。

［①　　　］→［②　　　］→［③　　　］→［④　　　］

（2） つぎに挙げる内容は、何次予防になるか。空欄を埋めなさい。 [各2点・合計12点]

①健全な生活習慣をおくることは［　　　］次予防である。

②がん検診を受診するのは［　　　］次予防である。

③喫煙をやめることは［　　　］次予防とされる。

④リハビリテーションをすることは［　　　］次予防である。

⑤歯科医院で歯にフッ素を塗るのは［　　　］次予防である。

⑥インフルエンザの予防接種を受けることは［　　　］次予防となる。

5日目 人体の数字① 骨・関節・筋

1 つぎの文章を読み、設問に答えなさい。

　成人の身体は、およそ　ア　個の骨からなり、大きく頭蓋骨、体幹骨、上肢の骨、下肢の骨に分けることができる。頭部をなす頭蓋骨は、　①　種類、　②　個の骨からなり、それを支える脊椎は、　③　個～　④　個の骨で構成される。脊椎とともに体幹骨をなすのが胸郭で、胸骨と　⑤　対の肋骨、そして脊椎のうち、　⑥　個の胸椎で構成されている。
　上肢の骨は腕や手をなす自由上肢骨と、自由上肢骨と体幹骨をつなぐ上肢帯骨（鎖骨と肩甲骨）に分けられる。自由上肢骨は、上腕骨や橈骨、尺骨のほか、手を構成する片側　⑦　個の手根骨、　⑧　個の中手骨、そして指骨からなる。下肢の骨も同様に自由下肢骨と、自由下肢骨と体幹骨をつなぐ下肢帯骨からなる。自由下肢骨は、大腿骨や膝蓋骨、脛骨、腓骨のほか、片側　⑨　個の足根骨と　⑩　個の中足骨、指骨からなる。下肢帯骨は、寛骨と仙椎、尾椎で構成される骨盤のことをいう。

(1) 空欄①～⑩に当てはまる数字を書きなさい。　　　　　　　　　　　　　　　　　　　　[各3点・合計30点]

①	②	③	④	⑤
⑥	⑦	⑧	⑨	⑩

(2) 文中アに当てはまる数字はどれか。　　　　　　　　　　　　　　　　　　　　[2点]

　　①120　　　②150　　　③200　　　④400　　　　　　　　　　　　　（　　　）

(3) 脊椎のうち軸椎とよばれるのは第［　　　］頸椎である。当てはまる数字を答えなさい。　[4点]

　　　　　　　　　　　　　　　　　　　　　　　　　　　　　　　　　　　　（　　　）

(4) 肋骨のうち、真肋とよばれるのは［　　　］対である。当てはまる数字を答えなさい。　[4点]

　　　　　　　　　　　　　　　　　　　　　　　　　　　　　　　　　　　　（　　　）

(5) 片方の手の指骨のうち、母指（第1指）を形成するのは何個の骨か。　　　　　　　[3点]

　　①1個　　　②2個　　　③3個　　　④4個　　　　　　　　　　　　　（　　　）

(6) 寛骨は、何種類の骨で構成されるか。　　　　　　　　　　　　　　　　　　　[3点]

　　①3種類　　　②4種類　　　③5種類　　　④6種類　　　　　　　　　（　　　）

2 空欄に当てはまる数字を選択肢より選び、記号を書きなさい。※重複可

[各3点・合計24点]

(1) 各関節の基本肢位は、[　　　]度である。
(2) 肩関節の良肢位は外転[　　　]度である。
(3) 肘関節の良肢位は屈曲[　　　]度である。
(4) 手関節の良肢位は背屈[　　　]度である。
(5) 股関節の良肢位は屈曲[　　　]度である。
(6) 膝関節の良肢位は屈曲[　　　]度である。
(7) 足関節の良肢位は、[　　　]度である。
(8) 座位では膝関節は、[　　　]度になる。

| 選択肢 | ア. 0 | イ. 10 | ウ. 10～20 | エ. 10～30 | オ. 60 | カ. 90 |

①		②		③		④	
⑤		⑥		⑦		⑧	

3 つぎの文章を読み、カッコ内の数字のうち、正しい方を○で囲みなさい。

[各3点・合計30点]

(1) 腰椎は[5個 ・ 7個]の椎骨で構成される。
(2) 仙骨は[3個 ・ 5個]の仙椎が癒合して形成される骨である。
(3) 頭蓋骨の大泉門は生後[1歳 ・ 2歳]半頃にほとんどが閉鎖する。
(4) 鼓室内には、人体最小の骨である[2個 ・ 3個]の耳小骨がある。
(5) ヤコビー線は、成人の[第1 ・ 第4]腰椎の棘突起付近を通る線である。
(6) 人体にはおよそ[200個 ・ 400個]もの骨格筋がある。
(7) 肘関節を屈曲させるのは、上腕[二頭 ・ 三頭]筋のはたらきである。
(8) 腓腹筋とヒラメ筋で形成される下腿の筋が下腿[二頭 ・ 三頭]筋である。
(9) 膝関節を屈曲させるのは大腿[二頭 ・ 四頭]筋である。
(10) 外肋間筋、内肋間筋ともに[11対 ・ 12対]である。

6日目 人体の数字② 呼吸器と呼吸

1 呼吸器についての文章を読み、設問に答えなさい。

　呼吸運動によって外界から体内に酸素を取り入れ、不要となった二酸化炭素などの老廃物を排出するはたらきをもつ器官が呼吸器で、空気の通り道である気道とガス交換を担う肺からなる。喉頭から続く気管は、第［　ア　］頸椎付近から始まり、第［　イ　］胸椎の高さで左右の気管支に分岐し、肺に進入する。その後、左右の肺葉に合わせるように右の気管支は［　①　］本、左の気管支は［　②　］本の葉気管支に分岐する。さらに分岐を繰り返し数十万本にも枝分かれした気管支の先端には、肺胞とよばれる袋状器官が形成され、その一つひとつでガス交換が行われる。肺は円錐状をした一対の器官で、頭部側の先端を肺尖、横隔膜に接する側を肺底とよぶ。

(1) 空欄①と②に当てはまる数字を書きなさい。　[各2点・合計4点]

　［①　　　　　］　［②　　　　　］

(2) ［　ア　］に当てはまる数字はどれか。　[6点]

　①1　②3　③4　④6　　　　（　　　）

(3) ［　イ　］に当てはまる数字はどれか。　[6点]

　①1～2　②4～5　③7～8　④10～11　　　　（　　　）

(4) 成人の気管の長さはどのくらいか。　[6点]

　①4～5cm　②7～8cm　③10～12cm　④16～18cm　　　　（　　　）

(5) 成人では、肺胞の数はどれくらいになるか。　[6点]

　①50万個　②200万個　③5,000万個　④3億個　　　　（　　　）

(6) 成人の肺胞の表面積を合わせるとどのくらいの面積になるか。　[6点]

　①10～20m²　②30～50m²　③70～100m²　④200～250m²　　　　（　　　）

(7) 肺尖は鎖骨の［　　］付近に位置する。空欄に当てはまるのはどれか。　[6点]

　①2～3cm上　②2～3cm下　③4～5cm上　④4～5cm下　　　　（　　　）

2 呼吸についての文章を読み、設問に答えなさい。

呼吸は、おもに呼吸筋と横隔膜の運動によって行われる。安静時では、成人で毎分 ア 回ほどの呼吸数で、1回の換気量はおよそ イ mlである。しかし吸気した空気のすべてが肺胞まで到達するわけではなく、一部は気道に残留し、ガス交換には関与しない。この空気が残留する肺以外の空間を死腔といい、そこには成人で約 ウ mlほどの空気が残留している。

また思い切り空気を吸い込んだ状態（最大吸気位）において肺と気道に存在する空気の総量を全肺気量、その状態から思い切り空気を吐き出したとき（最大呼気位）の空気量を肺活量という。最大呼気位の状態でも肺や気道には空気が残存しており、これを残気量とよぶ。

（1） アに当てはまる数字はどれか。 [6点]
　　①12〜15　　②15〜20　　③30〜40　　④50〜60　　（　　）

（2） イに当てはまる数字はどれか。 [6点]
　　①250　　②500　　③1,200　　④1,600　　（　　）

（3） ウに当てはまる数字はどれか。 [6点]
　　①50　　②150　　③250　　④400　　（　　）

（4） 健康な一般男性の肺活量はつぎのうちどれくらいか。 [6点]
　　①2,500〜3,000ml　　②4,000〜5,000ml　　③6,000〜7,000ml　　④8,000〜9,000m　　（　　）

（5） 健常成人の残気量はつぎのうちどれくらいか。 [6点]
　　①400ml　　②600ml　　③900ml　　④1,200ml　　（　　）

3 つぎの文章を読み、カッコ内の数字のうち、正しい方を○で囲みなさい。 [各5点・合計30点]

（1） 左肺は、[2 ・ 3] つの葉からなる。

（2） 右肺は、[8 ・ 10] の区域に分けられる。

（3） 肺をおおう胸膜は、[1 ・ 2] 枚構造の膜である。

（4） 右気管支は体軸に対し約 [25 ・ 45] 度の角度で分岐し肺に進入する。

（5） 新生児では毎分の呼吸数は [10 ・ 50] 回程度である。

（6） 健常成人の毎分肺換気量は [8,000 ・ 15,000] mlほどである。

7日目 人体の数字③ 心臓と血管

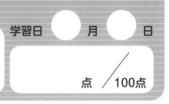

1 心臓についての文章を読み、設問に答えなさい。

　心臓は正中線のやや左側に位置し、成人でおよそ［　ア　］gほどの重さの器官である。心臓は拡張と収縮を絶えず繰り返し、血液を全身へと循環させるポンプとしての役割を担う。成人では、安静時における1分間の心拍数は［　イ　］回程度である。1回の拍動による心拍出量は、約［　ウ　］mlのため、1分間でおよそ［　エ　］Lもの血液を全身へと送り出すことになる。
　心臓の内部は心臓壁で仕切られ、［　①　］つの心腔に分けられている。全身を巡り心臓に戻った血液は、それぞれの心腔や肺を経由し、左心室につながる大動脈を通り再び全身へと送られる。心腔同士の間や心腔と接続する動脈との間には弁があり、血液の逆流を防いでいる。そのうち僧帽弁ともよばれる左房室弁は［　②　］枚、右房室弁は［　③　］枚、そして肺動脈弁と大動脈弁はそれぞれ［　④　］枚の弁膜で形成されている。

（1）　空欄①～④に当てはまる数字を書きなさい。　　　　　　　　　　　　　　　　　　[各4点・合計16点]

①	②	③	④

（2）　アに当てはまる数字はどれか。　　　　　　　　　　　　　　　　　　　　　　　　　　　　　　[4点]

　　①120～150　　　②250～300　　　③700～800　　　④1,200～1,300　　　（　　　）

（3）　イに当てはまる数字はどれか。　　　　　　　　　　　　　　　　　　　　　　　　　　　　　　[4点]

　　①20～30　　　②40～60　　　③60～80　　　④80～100　　　　　　　　（　　　）

（4）　ウに当てはまる数字はどれか。　　　　　　　　　　　　　　　　　　　　　　　　　　　　　　[4点]

　　①30　　　②50　　　③70　　　④120　　　　　　　　　　　　　　　　　（　　　）

（5）　エに当てはまる数字はどれか。　　　　　　　　　　　　　　　　　　　　　　　　　　　　　　[4点]

　　①0.8～1　　　②2.5～3.5　　　③4～5　　　④7～8　　　　　　　　　　（　　　）

（6）　下線の心臓壁は、何層から形成されているか　　　　　　　　　　　　　　　　　　　　　　　　[4点]

　　［　　　　　　　　　　　　　　　］

（7）　心臓を覆う漿膜は、何枚で構成されるか。　　　　　　　　　　　　　　　　　　　　　　　　　[4点]

　　［　　　　　　　　　　　　　　　］

2 つぎの文章を読み、空欄に当てはまる数字を書きなさい。　　　　　　　　　　　　　　　　　　　　　　［各3点・合計30点］

（1） 右心房には［　　　　］つの静脈系が開口する。

（2） 心室が収縮し始めるときの心音を第［　　　　］音という。

（3） 大動脈弁と肺動脈弁が閉じるときに聴こえる心音が第［　　　　］音である。

（4） 動脈の血管壁は［　　　　］層からなる。

（5） 静脈の血管壁は［　　　　］層からなる。

（6） 大動脈弓から直接分岐する動脈は［　　　　］本である。

（7） 脳へ血液を供給する動脈は、左右合わせて［　　　　］本である。

（8） 臍帯には、［　　　　］本の臍動脈が通る。

（9） 臍帯を通る臍静脈は［　　　　］本である。

（10） 安静時における成人の脈拍数が［　　　　］回／分以上の場合を頻脈という。

3 つぎの文章を読み、下線の数字が正しいものには○、誤っているものには×を書きなさい。　［各3点・合計30点］

（1） 新生児の正常な脈拍数は、50回／分程度である。　　　　　　　　　　　　　　　（　　　）

（2） 健常成人の脈圧は、50mmHg程度である。　　　　　　　　　　　　　　　　　（　　　）

（3） 心音の第Ⅰ音は、T波終了時に発生する。

（4） 大動脈弓の最上部は、第4胸椎付近にまで達する。　　　　　　　　　　　　　　（　　　）

（5） 第12胸椎付近の高さまでが胸大動脈である。　　　　　　　　　　　　　　　　（　　　）

（6） 腹大動脈は、第4腰椎付近で左右の総腸骨動脈に分岐する。　　　　　　　　　　（　　　）

（7） 冠状動脈は、左右合わせて4本ある。　　　　　　　　　　　　　　　　　　　　（　　　）

（8） 門脈圧は、通常80mmHg程度である。　　　　　　　　　　　　　　　　　　　（　　　）

（9） ヒトの血管の長さを合計すると、その全長は1万kmにも達する。　　　　　　　（　　　）

（10） 徐脈と判断されるのは、安静時の成人の脈拍が毎分60回以下の場合である。　　（　　　）

8日目 人体の数字④ 消化器と消化

数字・数値まるごとドリル

学習日　　月　　日
　　点／100点

1

つぎの文章を読み、設問に答えなさい。

　ヒトでは乳歯が　①　本、永久歯が　②　本である。永久歯のうち、一般的に親知らずとよばれる上下左右の第　③　臼歯の　④　本は埋没したまま露出しない場合が多くみられる。
　口腔内に存在する唾液腺からは消化や嚥下を助け、殺菌の役割をもつ唾液が分泌される。唾液腺のうち、顎下腺などの主要な唾液腺は、　⑤　大唾液腺とよばれる。
　また口腔内にある舌はおもに味覚を担う器官である。舌の表面は<u>舌乳頭</u>とよばれる小さな突起で覆われており、そのうち糸状乳頭以外の乳頭には味覚を受容する味細胞の集まりである味蕾がある。

（1）空欄①〜⑤に当てはまる数字を書きなさい。　　　　　　　　　　　　　　　　　　　　　　[各4点・合計20点]

①	②	③	④	⑤

（2）下線部の舌乳頭は何種類に分けられるか。　　　　　　　　　　　　　　　　　　　　　　　　　　　[4点]

　　①4　　②5　　③6　　④8　　　　　　　　　　　　　　　　　　　　　　　　　　　　　（　　　）

（3）味覚の基本要素はいくつか。つぎのうちから選びなさい。　　　　　　　　　　　　　　　　　　　　[4点]

　　①3　　②5　　③8　　④10　　　　　　　　　　　　　　　　　　　　　　　　　　　　（　　　）

2

食道と胃に関する文章を読み、設問に答えなさい。

　嚥下された食物は、食道を通り、胃に到達する。食道には　①　か所の生理的狭窄部があり、食物の逆流を防いでいる。食道と胃の接続部は噴門といい、第　②　胸椎付近に位置する。胃へと到達した食物は胃液や胃の蠕動運動により、ドロドロの状態に溶かされ、小腸へと運ばれる。胃と小腸の接続部、すなわち胃の出口が幽門で、第　③　腰椎付近に位置する。幽門は括約筋からなり、小腸へ食物を送る際の弁の役割を担い、食物の通行を調節している。

（1）空欄①〜③に当てはまる数字を選択肢より選び、記号を書きなさい。　　　　　　　　　[各4点・合計12点]

　　①：[　　　　　]　　②：[　　　　　]　　③：[　　　　　]

選択肢	ア．1　　イ．2　　ウ．3　　エ．5　　オ．8　　カ．11

（2）成人の食道の長さはどれくらいか。　　　　　　　　　　　　　　　　　　　　　　　　　　　　　　[3点]

　　①10cm　　②15cm　　③20cm　　④25cm　　　　　　　　　　　　　　　　　　　　（　　　）

（3）胃液のpHはつぎのうちどれくらいか。　　　　　　　　　　　　　　　　　　　　　　　　　　　　[3点]

　　①1.0〜2.0　　②3.0〜4.5　　③5.5〜7.0　　④7.0〜8.5　　　　　　　　　　　　　　　（　　　）

3 小腸と大腸に関する文章を読み、設問に答えなさい。

胃から続く小腸は大きく ① つの部位からなり、その起始部が十二指腸である。十二指腸の長さは成人で約 ② cmで、多くの水分や栄養素がここで吸収される。成人の小腸全体の長さは約 ③ mにもなるが、収縮し、蛇行することで腹腔内に収まる。また小腸の内壁は無数のヒダで構成され、効率的に栄養を吸収できる構造となっている。小腸から続く大腸は、盲腸を起始部として ④ つの部位からなる。そのうち結腸はさらに ⑤ つの部位に分けられる。大腸全体の長さは成人で約 ⑥ mである。

（1） 空欄①〜⑥に当てはまる数字を選択肢より選び、記号を書きなさい。　[各3点・合計18点]

①	②	③	④	⑤	⑥

| 選択肢 | ア. 1.6 | イ. 2 | ウ. 2.4 | エ. 3 | オ. 4 | カ. 6 | キ. 15 | ク. 25 |

（2） 腸管を通過する水分のうち、小腸で吸収される割合はどの程度か。　[3点]

　　①55%　　②65%　　③75%　　④85%　　　　　　　　　　（　　　）

（3） 腸液のpHは、つぎのうちどれくらいか。　[3点]

　　①1.0〜2.0　　②3.0〜4.5　　③5.5〜7.0　　④7.0〜8.5　　（　　　）

4 つぎの文章を読み、カッコ内の数字のうち、正しい方を○で囲みなさい。　[各3点・合計30点]

（1） 唾液分泌量の最も多い顎下腺からは、唾液の約 [40 ・ 70] ％が分泌される。

（2） 食道のうち、上から [1／3 ・ 2／3] 程度までは骨格筋で形成される。

（3） 通常、成人の胃の容量は [1,600 ・ 3,000] mlほどである。

（4） 胃の幽門部で分泌される内因子は、ビタミンB [3 ・ 12] の吸収に必要である。

（5） 成人では、腸液は一日におよそ [1,500 ・ 3,000] ml分泌される。

（6） 成人では、肝臓の重さはおよそ [800 ・ 1,200] gである。

（7） 1個の肝小葉は、およそ [50 ・ 200] 万個の肝細胞からなる。

（8） 胆汁の分泌量は、約 [150 ・ 800] ml／日である。

（9） 成人の膵臓は、長さ [7 ・ 15] cmほどの器官である。

（10） 膵液のpHは、約 [2.0 ・ 8.0] である。

9日目 人体の数字⑤ 中枢神経と末梢神経

1 脳と脊髄についての文章を読み、設問に答えなさい。

　脳と脊髄は、髄膜とよばれる　①　層の膜と頭蓋骨により保護されている。また髄膜内は、脳室にある脈絡叢という部分から1日に約　ア　ほど分泌される脳脊髄液で満たされ、脳と脊髄へ直接衝撃が伝わらないような構造となっている。側脳室から分泌された脳脊髄液は、モンロー孔を通り、第　②　脳室、第　③　脳室を流れ、ルシュカ孔（外側孔）やマジャンディ孔（正中孔）より出て、髄膜腔を満たし、そして大部分はクモ膜顆粒とよばれる部分で吸収され、静脈に入る。
　脳は成人で約　イ　gほどの器官で、全身の器官を制御したり、情報の処理や伝達などを行う。脳から続く脊髄は、第　ウ　腰椎付近まで伸びる、長さ　エ　cmほど（一般的な成人）の器官である。脳と脊髄を合わせて中枢神経とよぶ。

（1）空欄①～③に当てはまる数字を書きなさい。 [各3点・合計9点]

①	②	③

（2）空欄アに当てはまる数字はどれか。 [4点]
　①400ml　②700ml　③900ml　④1,500ml　　（　　）

（3）空欄イに当てはまる数字はどれか。 [4点]
　①900　②1,300　③2,400　④3,200　　（　　）

（4）空欄ウに当てはまる数字はどれか。 [4点]
　①1～2　②2～3　③3～4　④4～5　　（　　）

（5）空欄エに当てはまる数字はどれか。 [4点]
　①15～20　②20～30　③40～50　④70～80　　（　　）

2 大脳についての文章を読み、カッコ内の数字のうち、正しい方を○で囲みなさい。 [各3点・合計15点]

（1）ヒトでは、大脳新皮質は大脳皮質の [60 ・ 90] ％を占める。

（2）大脳は大脳縦裂により [2 ・ 4] つに分けられる。

（3）ブロードマンは、大脳皮質を機能別に [52 ・ 72] の領域に区分した。

（4）運動野とよばれるのは、ブロードマンの [1 ・ 4] の領域である。

（5）ブロードマンの [17 ・ 41] の領域は一次視覚野である。

3 末梢神経についての文章を読み、設問に答えなさい。

脳に直接接続し、情報の伝達を行う末梢神経を脳神経といい、左右 ① 対からなる。一方、脊髄に接続し、情報を伝達する末梢神経が脊髄神経で、左右 ② 対からなる。

脳神経のうち、最大の神経が三叉神経とよばれる第 ③ 脳神経で、顔面で受ける感覚のすべてを担っている。また顔面の横紋筋を支配し、表情筋の運動や味覚を担うのは第 ④ 脳神経とよばれる顔面神経である。味覚については、第 ⑤ 脳神経である舌咽神経も関与している。また、味覚には関与しないが、舌の運動は第 ⑥ 脳神経である舌下神経により支配されている。

脳神経のうち、迷走神経とよばれる第 ⑦ 脳神経は最も広い範囲に分布する脳神経で、咽頭や食道から胸部、骨盤内以外の腹部の臓器にまで分布し、その機能を制御している。

第 ⑧ 脳神経である嗅神経は嗅覚、第 ⑨ 脳神経である内耳神経は聴覚、そして第 ⑩ 脳神経である視神経は視覚を担っている。

（1）空欄①〜⑩に当てはまる数字を書きなさい。 [各3点・合計30点]
※ただし、③〜⑧はローマ数字（Ⅰ：1、Ⅱ：2…）でも可

①	②	③	④	⑤
⑥	⑦	⑧	⑨	⑩

（2）脊髄神経のうち坐骨神経は、成人においてどれくらいの長さがあるか。 [4点]

①5cm　　②15cm　　③25cm　　④50cm　　　　　　　　　　（　　）

（3）顔面神経は舌の前側 [　　] の味覚を担う。カッコ内に当てはまる数字はどれか。 [4点]

①1／2　　②1／3　　③2／3　　④1／4　　　　　　　　　　（　　）

（4）脳神経のうち、眼球の運動に関与するものはいくつか。 [4点]

①1　　②2　　③3　　④4　　　　　　　　　　（　　）

4 つぎの文章を読み、下線の数字が正しいものには○、誤っているものには×を書きなさい。 [各3点・合計18点]

（1）成人の脳脊髄液の総量は、<u>1,400ml</u>程度である。　　　　　　　　　　（　　）

（2）正常な脳脊髄液の圧力は、<u>150mmH₂O</u>程度である。　　　　　　　　　　（　　）

（3）無髄神経における電気刺激の伝導速度は、<u>0.5〜2m／秒</u>程度である。　　（　　）

（4）第<u>Ⅶ</u>脳神経が障害されると咀嚼ができなくなる。　　　　　　　　　　（　　）

（5）首を回したりできなくなった場合、第<u>Ⅺ</u>脳神経の異常が疑われる。　　（　　）

（6）閉眼できなくなる障害は、第<u>Ⅲ</u>脳神経の異常が原因である。　　　　　（　　）

10日目 看護技術の数字① 注射に関する数字

1 注射についての文章を読み、設問に答えなさい。

　注射器を用い、薬剤を身体へ注入する投与方法を注射という。注射には静脈内注射や筋肉内注射、皮下注射など、いくつかの方法があるが、それぞれの方法にあった注射針や針の刺入方法（角度）などが選択され、実施される。例えば静脈内注射では、刺入した針を静脈に留めやすく、針による血管の損傷を防ぐために、皮膚に対して約　ア　度の角度で針を刺入する。一方、筋肉内注射では、皮下組織の下側に位置する筋肉まで、なるべく短い距離で刺入できるよう、約　イ　度の角度で刺入する。

(1) アに当てはまる数字はどれか。 [6点]

　①10〜20　　②30〜45　　③60〜70　　④90　　　　（　　　）

(2) 静脈内注射に適する針のゲージはつぎのうちどれか。 [6点]

　①18〜19　　②21〜23　　③23〜25　　④26〜27　　（　　　）

(3) イに当てはまる数字はどれか。 [6点]

　①0〜10　　②10〜20　　③20〜30　　④45〜90　　（　　　）

(4) 筋肉内注射に適する針のゲージはつぎのうちどれか。 [6点]

　①18〜19　　②21〜23　　③23〜25　　④26〜27　　（　　　）

(5) 中殿筋への筋肉内注射の目安となるクラークの点は、上前腸骨棘と上後腸骨棘を結んだ線上で、上前腸骨棘から1／[　　]の部位をいう。カッコ内に当てはまる数字を書きなさい。 [5点]

　[　　　　　　　　]

(6) 三角筋へ筋肉内注射を行う際は、肩峰から[　　]横指下を刺入部位とする。カッコ内に当てはまる数字を書きなさい。 [5点]

　[　　　　　　　　]

(7) つぎの文章を読み、カッコ内の数字のうち、正しい方を○で囲みなさい。 [各4点・合計12点]

　①皮内注射は皮膚に対して[　0　・　90　]度に近い角度での刺入が適する。

　②皮下注射では、[　10〜30　・　40〜45　]度程度で刺入する。

　③皮下注射には、[　23〜25　・　26〜27　]Gの針を用いる。

2 成人への静脈内注射の実施についての文章を読み、設問に答えなさい。

静脈内注射を実施する際には、まず静脈を確保するために、刺入予定部位の ア cm中枢側を駆血し、血管を怒張させる。血管に軽く針を刺入して逆血があることを確認したら、針をさらに寝かせ イ 程度押し進める。その後、駆血帯を外して薬剤を注入する。針を抜去したら、刺入部をもまずに ウ 分程度圧迫止血する。また投与する薬剤は、 エ 回確認し、誤薬投与を予防することが重要である。

(1) アに当てはまる数字はどれか。 [6点]

①1〜2　　②3〜4　　③5〜6　　④7〜10　　　　（　　　）

(2) イに当てはまる数字はどれか。 [6点]

①2〜3mm　　②5〜6mm　　③1cm　　④3cm　　　　（　　　）

(3) ウに当てはまる数字はどれか。 [6点]

①1〜2　　②3〜5　　③7〜8　　④10　　　　（　　　）

(4) エに当てはまる数字を書きなさい。 [5点]

[　　　　　　　　　　]

3 点滴静脈内注射について、設問に答えなさい。

(1) 点滴静脈内注射の開始時、点滴筒を満たす薬液の量として適切なのはどれか。 [6点]

①1／5　　②1／3　　③2／3　　④4／5　　　　（　　　）

(2) 輸液バッグのゴム栓に針を刺入する際、ゴム栓に対する正しい針の刺入角度を書きなさい。 [5点]

[　　　　　　　　　　]

(3) 午前10時から300mlの点滴を毎時40mlの速度で開始した時の終了時刻を求めなさい。 [10点]

[　　　　　　　　　　]

(4) 500mlの点滴を3時間30分で終了させる。1ml＝20滴とした場合の1分間の滴下数を求めなさい。ただし、小数点以下は四捨五入しなさい。 [10点]

[　　　　　　　　　　]

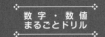

看護技術の数字② 呼吸のケアと管理

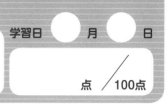

1 酸素吸入についての文章を読み、設問に答えなさい。

　低酸素状態の患者に対し、その改善を目的として行われるのが酸素吸入療法である。酸素吸入療法は、低流量システムの鼻カニューレや簡易酸素マスク、高流量システムのベンチュリーマスクやリザーバー付き酸素マスクなどを用いて行われる。鼻カニューレは　①　L／分までの酸素吸入に適し、それ以上になると鼻腔が乾燥し不快となるが、一方で簡易酸素マスクは　②　L／分以上の流量が必要となる。またベンチュリーマスクは　③　種類に色分けされた調節管（ダイリューター）により酸素濃度の調節が可能で、　ア　％の安定した吸入酸素濃度が得られる。そしてリザーバー付き酸素マスクは、　④　％以上の高濃度の酸素吸入が可能であるが、　⑤　L／分以上の酸素流量で用いなければ効果がない。

（1）　空欄①～⑤に当てはまる数字を書きなさい。　　　　　　　　　　　　　　　　　　　　　　[各3点・合計15点]

①	②	③	④	⑤

（2）　文中アに当てはまる数字はどれか。　　　　　　　　　　　　　　　　　　　　　　　　　　　　　　[5点]

　　　①24〜36　　　②24〜44　　　③24〜50　　　④60〜90　　　　　　　　　（　　　　　）

（3）　酸素を毎分6Lの流量で吸入している患者がいる。酸素ボンベの残量が154Lの場合、残りの使用可能時間はどのくらいか。ただし小数点以下は四捨五入しなさい。　　　　　　　　　　　　　　　　　　　[10点]

　　　（　　　　　）

（4）　500L／14.7MPa充填の酸素ボンベの残圧が5MPaを示しているとき、酸素の残量はどれくらいか。ただし小数点以下は四捨五入しなさい。　　　　　　　　　　　　　　　　　　　　　　　　　　　　[10点]

　　　（　　　　　）

（5）　500L／14.7MPa充填の酸素ボンベで毎分5L吸入中、ボンベの内圧計が2.8MPaを示している。酸素ボンベの残りの使用可能時間を求めなさい。ただし小数点以下は四捨五入しなさい。　　　　　　　[10点]

　　　（　　　　　）

2 一時的吸引についての文章を読み、設問に答えなさい。

　口腔や鼻腔内、または気管内に貯留した異物や分泌物を自力で排出できない患者に対しては、一時的吸引が行われる。成人への口腔・鼻腔内吸引では、咽頭の異物を除去する際、口腔内吸引の場合には　①　cmほどカテーテルを挿入して行うが、鼻腔内吸引を選択する場合には　②　cm程度を目安にして挿入する。気管吸引の場合には、気管挿管をしているかどうかによって異なる。気管吸引の吸引圧は口腔・鼻腔内吸引より低めで、　③　mmHg（または　④　kPa）を超えないようにして実施する。いずれの場合も、成人へ実施する場合には、　⑤　Frのカテーテルを用いる。また、1回の吸引時間は　ア　秒以内が推奨される。これは、一時的吸引による低酸素状態を防ぐためである。

（1）　空欄①〜⑤に当てはまる数字を選択肢から選び、記号を書きなさい。※重複不可　　[各4点・合計20点]

①	②	③	④	⑤

選択肢	ア. 2	イ. 3〜4	ウ. 5〜10	エ. 10〜12	オ. 12〜14
	カ. 15〜20	キ. 20	ク. 25〜30	ケ. 120	コ. 150	サ. 200

（2）　文中アに当てはまる数字はどれか。　　[5点]

　　①5　　　②10　　　③20　　　④30　　　　　　　　　　　　　　（　　　）

（3）　吸引時はSpo₂（経皮的酸素飽和度）の観察が重要である。正常値はどのくらいか。　　[5点]

　　①80〜85%　　②86〜90%　　③92〜95%　　④96%以上　　　　（　　　）

（4）　吸引瓶の交換の目安は、吸引した排液量がどのくらいになったときか。　　[5点]

　　①50%　　②60%　　③80%　　④90%　　　　　　　　　　　（　　　）

3 持続吸引（胸腔ドレナージ）について、設問に答えなさい。　　[各5点・合計15点]

（1）　持続吸引では、どの程度の吸引圧をかければよいか。単位は（cmH₂O）とする。

　　①−10〜−15　　②−25〜−30　　③−35〜−40　　④−45〜−50　（　　　）

（2）　排気を目的とした胸腔ドレナージの場合、穿刺の目安として適する部位はどれか。

　　①第2〜3肋間腔　　②第3〜5肋間腔　　③第5〜7肋間腔　　④第7〜9肋間腔　（　　　）

（3）　排液を目的とした胸腔ドレナージの場合、穿刺の目安として適する部位はどれか。

　　①第2〜3肋間腔　　②第3〜5肋間腔　　③第5〜7肋間腔　　④第7〜9肋間腔　（　　　）

12日目 看護技術の数字③ 血圧測定・採血・輸血

1 血圧測定についての文章を読み、設問に答えなさい。

　血圧とは、心臓から押し出される血流が血管壁（おもに動脈）を押す力をいう。心臓が収縮し、押し出された血液が大動脈内に流入したときの血圧を収縮期血圧（最大血圧）といい、心臓の拡張期の終わりに測定される血圧を拡張期血圧（最低血圧）という。そしてこの2つの差が脈圧である。

　聴診器を用いた血圧測定では、まずコロトコフ音を聴きながら加圧していたマンシェットの空気を抜き、減圧する。減圧の過程で脈拍が初めて聴取できた時点をスワン第　①　点といい、これが収縮期血圧を表す。その後さらに減圧し、脈拍が聴取できなくなった時点がスワン第　②　点で、これが拡張期血圧を表す。日本高血圧学会のガイドライン（2014年版）では、収縮期血圧が　③　mmHg以上、拡張期血圧が　④　mmHg以上の場合を高血圧としている。さらに高血圧は　⑤　段階に分けられる（孤立性収縮期高血圧は除く）。

（1）空欄①～⑤に当てはまる数字を書きなさい。　　　　　　　　　　［各4点・合計20点］

①	②	③	④	⑤

（2）つぎの文章を読み、カッコ内の数字のうち、正しい方を○で囲みなさい。　　［各3点・合計18点］

①マンシェットを巻くとき下端が肘窩の［ 2 ・ 5 ］cm程上側になるようにする。

②マンシェットを巻くとき、指が［ 1～2 ・ 4～5 ］本入る程度の強さにする。

③幼児ではマンシェットの幅は一般的に［ 5～6 ・ 8～9 ］cm程度が適切である。

④一般的な成人ではマンシェットの幅は［ 12～14 ・ 18～20 ］cm程度が適する。

⑤加圧は脈拍が触れなくなってさらに［ 20 ・ 50 ］mmHgほど高くなるまで行う。

⑥水銀血圧計の減圧は毎秒［ 2～3 ・ 20～30 ］mmHg程度の速さで行う。

（3）つぎの文章を読み、下線の数字が正しいものには○、誤っているものには×を書きなさい。
　　※ただし、文中の「高血圧ガイドライン2014」の基準による。　　　　　　［各2点・合計8点］

①収縮期血圧が120未満で、かつ拡張期血圧が80未満の場合を至適血圧とする。　（　　）

②収縮期血圧144で、拡張期血圧が82の場合は、正常高値血圧とされる。　（　　）

③収縮期血圧が165、拡張期血圧が105は、Ⅱ度高血圧の範囲とされる。　（　　）

④孤立性収縮期高血圧の定義は、収縮期血圧140以上かつ拡張期血圧80未満である。　（　　）

2 静脈血採血について、下線の数字が正しいものには○、誤っているものには×を書きなさい。 [各2点・合計10点]

（1）溶血を防ぐため、採血に用いる針は、<u>21～22G</u>のものが適する。　（　　　）

（2）採血の実施時、駆血は長くても<u>3分</u>間以内とする。　（　　　）

（3）穿刺角度は、皮膚に対して<u>45度</u>程度が適切である。　（　　　）

（4）駆血帯は、穿刺部位の<u>2～3cm</u>中枢側に巻く。　（　　　）

（5）注射針の廃棄容器は、容量の<u>8割</u>程度になったら交換する。　（　　　）

3 輸血に関する文章を読み、設問に答えなさい。

　輸血に使われる血液を血液製剤といい、大きく輸血用血液製剤と血漿分画製剤に分けられる。輸血用血液製剤には全血製剤や赤血球濃厚液、新鮮凍結血漿、濃厚血小板などがあり、それぞれの種類によって有効期間や保存温度、管理方法などが異なるので注意が必要である。

　有効期間は、全血製剤（人全血液）と赤血球濃厚液が　①　、新鮮凍結血漿が　②　、濃厚血小板が　③　である。保存温度は全血製剤と赤血球濃厚液が同じ　④　℃、新鮮凍結血漿が　⑤　℃以下、濃厚血小板が　⑥　℃である。

　輸血の実施時は、輸血指示書を医療従事者　⑦　人でしっかりと確認し、患者や製剤などの誤認を予防する。また受領した血液製剤は原則的に　⑧　分以内に使用する。輸血の開始直後は重篤な副作用が現れやすいため、ゆっくりとした速度で滴下する。また、しばらくは<u>患者のそばで観察</u>し、その後も<u>定期的な訪室</u>により観察を継続することが重要である。

（1）空欄①～③には有効期間を、④～⑧には当てはまる数字を書きなさい。 [各4点・合計32点]

①	②	③	④
⑤	⑥	⑦	⑧

（2）新鮮凍結血漿を溶解させるのに適切な温度はどのくらいか。 [3点]

　①5～10℃　　②20～26℃　　③30～37℃　　④45～50℃　（　　　）

（3）輸血開始時（15分程度）の滴下速度で適切なのはどれか。 [3点]

　①1ml／分　　②5ml／分　　③10ml／分　　④15ml／分　（　　　）

（4）輸血開始時は、少なくともどれくらいの時間患者のもとを離れないようにすべきか。 [3点]

　①2～3分　　②5分　　③15分　　④30分　（　　　）

（5）輸血中の定期的な訪室間隔の目安として適切なのはどれか。 [3点]

　①5～10分　　②15～30分　　③1時間　　④2時間　（　　　）

13日目 看護技術の数字④ 活動・休息・安楽

1 体位についての文章を読み、設問に答えなさい。

体位は、患者の安楽、治療、処置のため、あるいは褥瘡、拘縮などを予防するためにも重要であり、それぞれの体位の特徴を知っておく必要がある。患者の体位のうち、ファウラー位とは仰臥位から ① 度ほど上体を起こした姿勢をいう。また同じく仰臥位から ② 度ほど起こした場合はセミファウラー位とよばれる。自分で身体を自由に動かせない臥床患者の場合、約 ③ 時間を超えないような間隔で体位変換をすることが基本とされる。これはおもに褥瘡を防ぐためである。仰臥位や側臥位では体圧が集中する部分に褥瘡が起こりやすいため、ベッド面に対して身体を ④ 度ほど傾けることで褥瘡を予防できる。また座位では、股関節や膝関節、足関節などを ⑤ 度に保つことが褥瘡の予防には効果的とされる。自らの身体を支えたり、体位を保持したり動かすことのできない患者に対し、安楽などを目的として体位を変えることを体位変換といい、また安楽や苦痛の緩和のためにあらかじめエネルギー消費や苦痛が少ない体位を保持する技術をポジショニングという。

（1）空欄①〜⑤に当てはまる数字を選択肢から選び、記号を書きなさい。※重複可　　［各4点・合計20点］

①	②	③	④	⑤

選択肢	ア．1　イ．2　ウ．4　エ．15　オ．30　カ．45　キ．60　ク．90

（2）長座位では、膝関節の角度はどのくらいになるか。　　［6点］

　①0度　　②15度　　③45度　　④90度　　　　　　　　　　　（　　　）

（3）仰臥位のポジショニングで、肩関節の角度として最も適するのはどれか。　　［6点］

　①0度　　②10〜30度外転　　③45度外転　　④60度外転　　　　（　　　）

（4）仰臥位のポジショニングで、股関節の角度として最も適するものはどれか。　　［6点］

　①0度　　②15度外転　　③45度外転　　④60度外転　　　　　　（　　　）

（5）仰臥位における尖足予防のために最も効果的とされる足関節の角度はどれか。　　［6点］

　①0度　　②15度背屈　　③15度底屈　　④90度底屈　　　　　　（　　　）

（6）側臥位のポジショニングで股関節（上側）の角度として最も適するのはどれか。　　［6点］

　①0度　　②15度　　③45度　　④90度　　　　　　　　　　　（　　　）

2 移動の援助ついての文章を読み、カッコ内の数字のうち、正しい方を○で囲みなさい。 [各4点・合計24点]

（1）ベッドから車椅子へ移乗する際、車椅子はベッドに対して［ 30 ・ 90 ］度に置く。

（2）松葉杖の長さは、身長から［ 40 ・ 60 ］cm引いた程度を目安にするとよい。

（3）松葉杖を持った時に、肘関節が［ 0 ・ 30 ］度になるように調整するとよい。

（4）四点杖を用いる場合、肘関節が［ 0 ・ 30 ］度になるように調整するとよい。

（5）ストレッチャーで患者を移送する場合、原則的に［ 1 ・ 2 ］名で実施する。

（6）移動用シートを用いない場合、ストレッチャーへの移乗は［ 2 ・ 4 ］名で行う。

3 罨法についての文章を読み、設問に答えなさい。

温熱刺激や寒冷刺激を用い、体温の保持や病変の治癒促進、症状の緩和、そして患者の安楽などを目的として行われる手技が罨法である。罨法のうち、温熱刺激により行われるのが温罨法で、湯たんぽやカイロ、電気あんか、電気毛布などが用いられる。温罨法で特に注意しなければならないのは熱傷であり、適正な湯の温度や湯の量、使用方法などを選択する必要がある。例えばゴム製の湯たんぽを使用する場合には、約　ア　℃ほどの湯を入れ、患者の身体から　イ　cm程度離して使用する。冷罨法は寒冷刺激を利用して行われる手技で、氷枕や氷嚢、冷湿布などにより行われる。温罨法同様に、寒冷刺激による凍傷にも注意する必要がある。いずれの手技も患者の安楽という視点も重要であり、そのための注意や工夫が求められる。

（1）アに当てはまる数字はどれか。 [3点]

①40　　②60　　③70　　④90

（2）イに当てはまる数字はどれか。 [3点]

①2〜3　　②5　　③10　　④20〜30　　　　　　　　（　　　）

（3）罨法について、下線の数字が正しいものには○、誤っているものには×を書きなさい。 [各4点・合計20点]

①湯たんぽに湯をいれるときは、湯たんぽの2／3程度までにする。　　　（　　　）

②40℃程度の温度で熱傷が起こることはない。　　　（　　　）

③温湿布を患者の肌に貼用するときは、45〜50℃程度が適温である。　　　（　　　）

④ホットパックによる温罨法を実施する際、開始後30分程度で皮膚状態を観察する。　　　（　　　）

⑤氷枕に入れる氷の量は、氷枕の容量の90%程度を目安とする。　　　（　　　）

看護技術の数字⑤ 食事の援助と栄養法

1 経腸栄養法についての文章を読み、設問に答えなさい。

　経口摂取だけでは十分な栄養を得ることができない患者に対し、直接腸管に栄養を注入する手技が経腸栄養法である。経腸栄養法には、鼻から栄養チューブを挿入し、胃や腸に栄養剤を注入する経鼻経管栄養法や、体表に人工的に造設した瘻孔から胃や腸に栄養剤を注入する胃瘻・腸瘻などがある。経静脈栄養法に比べ、長期間の栄養管理が可能だが、栄養物の腐敗などによる感染を防止するために、留置したチューブや瘻孔に接続したカテーテルは定期的に交換する必要がある。胃瘻カテーテルについては、バルーン型が　ア　ヶ月に1回程度、バンパー型が　イ　ヶ月に1回程度を交換の目安とする。また、胃瘻カテーテルの外部ストッパーは、少なくとも　ウ　日に1回は軽く胃内に押し込んで回転させ、内部ストッパーが胃粘膜に埋没していないかを確かめる。そのため、外部ストッパーは皮膚との間に　エ　cm程度の余裕を持たせて設置しておくことが必要である。

（1）一般的な成人へ経鼻経管栄養法を実施するとき、胃内にチューブを留置させるためにはどの程度の長さを挿入の目安とすればよいか。　　　　　　　　　　　　　　　　　　　　　　　　　　　　　　　　　　　　　[5点]

　　①15〜20cm　　②30〜40cm　　③50〜60cm　　④80〜90cm　　　　　（　　　）

（2）つぎの中で、注入時の栄養剤の温度として最も適切なものはどれか。　　　　　　　　　　　　　　[5点]

　　①5〜10℃　　②15〜20℃　　③25〜30℃　　④40〜45℃　　　　　（　　　）

（3）経鼻経管栄養法の終了後は、どの程度上半身を挙上させておくのがよいか。　　　　　　　　　　[5点]

　　①5〜10分　　②10〜15分　　③30分〜1時間　　④2時間以上　　　　　（　　　）

（4）アとイに当てはまる数字の組み合わせはどれか。　　　　　　　　　　　　　　　　　　　　　　[5点]

　　①ア：1　イ：2〜3　　②ア：1　イ：4〜6

　　③ア：2〜3　イ：1　　④ア：4〜6　イ：1　　　　　　　　　　　　　　　　（　　　）

（5）ウに当てはまる数字はどれか。　　　　　　　　　　　　　　　　　　　　　　　　　　　　　　[5点]

　　①1　　②3　　③7　　④10　　　　　　　　　　　　　　　　　　　　　　（　　　）

（6）エに当てはまる数字はどれか。　　　　　　　　　　　　　　　　　　　　　　　　　　　　　　[5点]

　　①1〜2　　②4〜5　　③7〜8　　④10〜12　　　　　　　　　　　　　　（　　　）

2 嚥下についての文章を読み、設問に答えなさい。

食事の援助を行う上で、摂食・嚥下のメカニズムの理解とその機能の評価が重要である。特に高齢者では嚥下機能が低下し、咽頭期において食塊が咽頭から食道ではなく気道に入る誤嚥を引き起こしやすい。そのため、反復唾液嚥下テスト（RSST）や水飲みテスト、フードテストなどを用い、嚥下機能を評価する。RSSTでは、患者の喉頭に触れながら空嚥下をしてもらい、[ア]秒間に何回できるかを観察する。このとき[イ]回以上空嚥下が起これば正常であるとする。

（1）アに当てはまる数字はどれか。 [5点]
①10　②20　③30　④60　（　　　）

（2）イに当てはまる数字はどれか。 [5点]
①2　②3　③5　④7　（　　　）

（3）水飲みテストやフードテストは嚥下機能を何段階で評価するか。 [5点]
①3段階　②4段階　③5段階　④8段階　（　　　）

（4）摂食・嚥下過程を5期に分けたとき、つぎのプロセスは第何期か。数字で答えなさい。 [各3点・合計15点]

①食物を口腔内で咀嚼し、嚥下の準備をする　[　　　]期
②形成した食塊を口腔から咽頭に送る段階　[　　　]期
③食物を認識し、正常に口腔へと運ぶ段階　[　　　]期
④食塊を食道から胃に運ぶ段階　[　　　]期
⑤食塊が咽頭から食道に向かう段階　[　　　]期

3 つぎの文章を読み、下線の数字が正しいものには○、誤っているものには×を書きなさい。 [各5点・合計40点]

（1）食欲不振のある患者には、1日3回の飲食を厳守してもらう。（　　　）

（2）経鼻栄養チューブの挿入時、患者の上半身を臥位から10度程度挙上させる。（　　　）

（3）経鼻経管栄養法で用いるチューブは、2カ所でしっかりと固定する。（　　　）

（4）バルーン型胃瘻カテーテルのバルーン内の水の量は、1日ごとに確認する。（　　　）

（5）チューブが胃に届いたかを確認するために注射器で5～10mlの空気を注入する。（　　　）

（6）中心静脈栄養法の実施中は、刺入部を1日ごとに消毒する。（　　　）

（7）中心静脈栄養法で用いる輸液セットは、少なくとも週に1回は交換する。（　　　）

（8）中心静脈栄養法において、刺入部の透明ドレッシングは1日1回交換する。（　　　）

15日目 看護技術の数字⑥ 排泄しくみと援助

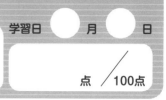

1 尿と導尿についての文章を読み、設問に答えなさい。

　腎臓の腎小体からしみ出した血漿（原尿）は、尿細管により輸送され、その際に必要な水分や栄養などが身体に再吸収される。そして残った老廃物や不要な水分が尿として尿管を通って膀胱に運ばれ、膀胱を満たすと尿道を経由して体外へと排出される。このように尿は血漿中の老廃物をろ過し、過剰な水分とともに体外へと排出することで血液をきれいな状態に保つとともに、体液量やバランスを調節する役割を持つのである。そのため、尿の性状を調べることで、老廃物が正常に排出されているか、老廃物の産生や排出に関わる器官に異常がないか、などを知ることができる。また、尿が正常に排出されないとき、尿道にカテーテルを挿入し、人為的に排出を促すことがある。これが導尿である。導尿を行うためには、泌尿器の構造をよく理解する必要がある。例えば成人男性へ導尿を実施する際には、最初に陰茎を身体に対して　ア　度の角度にしてカテーテル　イ　cmほど挿入し、その後　ウ　度の角度に傾けてさらに　エ　cmほど挿入するとよい。

（1）成人の腎臓1個の重さはどれくらいか。　　　　　　　　　　　　　　　　　　[6点]

　　①50g　　②120g　　③250g　　④600g　　　　　　　　　　　　（　　　）

（2）1個の腎臓に存在する腎小体の数はどれくらいか。　　　　　　　　　　　　[6点]

　　①5,000個　　②5万個　　③30万個　　④100万個　　　　　　　　（　　　）

（3）尿比重の基準値はどれくらいか。　　　　　　　　　　　　　　　　　　　　[6点]

　　①0.970〜0.990　　②0.980〜1.010　　③1.010〜1.030　　④1.030〜1.050　（　　　）

（4）乏尿とされるのは、1日の尿量がどれくらい以下のときか。　　　　　　　　[6点]

　　①100ml　　②200ml　　③300ml　　④400ml　　　　　　　　　（　　　）

（5）成人女性へ導尿を実施する際、カテーテル挿入の長さの目安となるのはどれか。[6点]

　　①2〜3cm　　②4〜6cm　　③10〜12cm　　④18〜20cm　　　　（　　　）

（6）ア〜エに入る数字の正しい組み合わせはどれか。　　　　　　　　　　　　　[6点]

　　①ア：90　　イ：15　　ウ：60　　エ：5
　　②ア：30　　イ：5　　ウ：60　　エ：15
　　③ア：90　　イ：5　　ウ：15　　エ：15
　　④ア：30　　イ：15　　ウ：90　　エ：5　　　　　　　　　　　（　　　）

2 排便と浣腸についての文章を読み、設問に答えなさい。

腸管で必要な水分や栄養を吸収された食物残渣は、大腸の最後尾である直腸に便として蓄えられる。直腸の容量を満たすと中枢神経の指令により直腸が収縮し、肛門括約筋が弛緩して便が体外に押し出される。通常、食物を摂取してから直腸にたどり着くまでに成人で約　ア　時間、便として排出されるまでに約　イ　時間とされる。腸管の蠕動運動の不足などにより、水分吸収が過剰になり、便が正常に排出できない状態を便秘という。便を排出させるためには、まず食生活の改善や温罨法、腹部のマッサージなどが施されるが、それでも排出できない場合に、浣腸や摘便という方法が選択されることもある。成人にグリセリン浣腸を実施する手順としては、まず患者を左側臥位にしてチューブを挿入する。このとき浣腸液の温度は　ウ　℃くらいが適切とされる。チューブの挿入後は、浣腸液50mlを　エ　秒程度の速さで注入する。浣腸後はすぐに排便せず、少し我慢してから排泄するように促す。

(1) アとイに当てはまる数字の組み合わせとして正しいと思われるものはどれか。　　　　　　[6点]

①ア：2　　イ：6〜8
②ア：6　　イ：8〜10
③ア：8　　イ：12〜15
④ア：18　　イ：24〜48　　　　　　　　　　　　　　　（　　　）

(2) 成人へ浣腸のチューブを挿入する場合の適切な長さはどれか。　　　　　　[6点]

①2〜3cm　　②5〜6cm　　③7〜8cm　　④10〜15cm　　（　　　）

(3) ウに当てはまる数字はどれか。　　　　　　[6点]

①20〜21　　②25〜27　　③35〜36　　④40〜41　　（　　　）

(4) エに当てはまる数字はどれか。　　　　　　[6点]

①5　　②10　　③15　　④30　　（　　　）

3 つぎの文章を読み、カッコ内の数字のうち、正しい方を○で囲みなさい。　　　　　　[各5点・合計40点]

(1) 尿のpHの正常範囲は［ 3.0〜4.5 ・ 5.0〜7.0 ］である。

(2) 原尿のうち、体外へ排出されるのはおよそ［ 1 ・ 10 ］％である。

(3) 健康な成人の糸球体ろ過量は、毎分［ 70 ・ 90 ］ml以上で正常とされる。

(4) 成人女性の血清クレアチニン基準値は［ 0.4〜0.8 ・ 1.2〜1.8 ］mg／dlである。

(5) 成人への一時的導尿では、［ 6〜10 ・ 10〜14 ］Frのカテーテルを用いる。

(6) 健常成人の場合、1日の排便量は［ 50〜100 ・ 150〜250 ］g程度が適切である。

(7) ブリストル便性状スケールは便の性状により［ 5 ・ 7 ］つに分類する。

(8) 結腸ストーマのストーマ孔は、ストーマより［ 3 ・ 8 ］mmほど大きくする。

16日目 栄養について覚えておきたい数字

1 三大栄養素についての文章を読み、設問に答えなさい。

　タンパク質、炭水化物、脂質を三大栄養素という。栄養素は生体を形づくり、さらに生命活動のためのエネルギー源となる。1gあたりのエネルギー値は、タンパク質が ① kcal、炭水化物が ② kcal、そして脂質が ③ kcalである。ヒトの身体を構成する栄養素として多様なはたらきをもつタンパク質は ア 種類のアミノ酸からなる。そのうち ④ 種類のアミノ酸は人体で合成できないため、食物から摂取する必要がある。これを必須アミノ酸という。生命活動の主要なエネルギー源である炭水化物は糖質ともよばれ、グルコースやスクロース、でんぷんなどがある。日本人の食事摂取基準（2015年版）によれば、そのエネルギー比の目標量は1歳以上で50～ ⑤ ％と最も高い。糖質は体内で代謝されエネルギーとして使われるが、この代謝に異常が起こると血液中の糖が過剰になり、糖尿病などを引き起こす。炭水化物と同様に、脂質もおもなエネルギー源となるが、エネルギー値が高いためエネルギー比は1歳以上で20～ ⑥ ％と低く、少量の摂取でも効率よくエネルギーを得ることができる。一方で脂質の過剰摂取などにより体内での脂質代謝に異常が起こると、動脈硬化や脳梗塞、心筋梗塞などの原因となる。この状態を脂質異常症という。

（1）空欄①～⑥に当てはまる数字を書きなさい。　　　　　　　　　　　　　　[各4点・合計24点]

①	②	③	④	⑤	⑥

（2）アに当てはまる数字はどれか。　　　　　　　　　　　　　　　　　　　　　　　　　　[4点]

　　①8　　②12　　③20　　④80　　　　　　　　　　　　　　　　　　　（　　　）

（3）糖尿病についての説明で数字に誤りがあるものはどれか。　　　　　　　　　　　　　[6点]

　　①随時血糖値が200mg／dl以上の場合も糖尿病型と診断される。

　　②ヘモグロビンA1c（NGSP値）が6.5％以上は糖尿病型と診断される。

　　③早朝空腹時血糖値が126mg／dlを超えると糖尿病型と診断される。

　　④75gのブドウ糖水を飲み血糖1時間値が200mg／dl以上は糖尿病型とされる。　（　　　）

（4）つぎのうち、脂質異常症の診断基準に含まれないものはどれか。　　　　　　　　　　[6点]

　　①LDLコレステロール値　140mg／dl以上

　　②HDLコレステロール値　40mg／dl未満

　　③トリグリセライド値　150mg／dl以上

　　④総コレステロール値　220mg／dl以上　　　　　　　　　　　　　　　　（　　　）

2 ビタミンについて、カッコ内の数字のうち、正しい方を○で囲みなさい。　　　　　　　　　　　　　　　　　[3点・合計30点]

（1）　脂溶性ビタミンは、ビタミンAなど［　4　・　6　］種類ある。

（2）　ビタミンBは、［　8　・　12　］種類が確認されている。

（3）　リボフラビン＝ビタミンB［　1　・　2　］は脂質や糖質の代謝の補酵素である。

（4）　不足すると乳酸アシドーシスを引き起こすのはビタミンB［　1　・　2　］である。

（5）　葉酸ともよばれるビタミンB［　3　・　9　］は妊婦にとっても重要な栄養素である。

（6）　ビタミンB［　7　・　12　］を吸収するには胃で分泌される内因子が必要である。

（7）　ナイアシンとよばれるビタミンB［　3　・　5　］の欠乏はペラグラの原因となる。

（8）　ビタミンB［　6　・　7　］の欠乏は悪性貧血を引き起こす。

（9）　脚気の原因となるのはビタミンB［　1　・　9　］である。

（10）　製剤のピリドキシンは、ビタミンB［　5　・　6　］の不足を補う。

3 日本人の食事摂取基準（2015年版）に基づいた説明において、文章中の数字が正しいものには○、誤っているものには×を書きなさい。　　　[3点・合計30点]

（1）　成人の飽和脂肪酸の食事摂取基準は男女とも7％エネルギー以下が目標である。　　　　（　　　）

（2）　成人男子では、食物繊維の摂取は1日あたり18g以上が目標である。　　　　　　　　　　（　　　）

（3）　70歳以上では、ビタミンDの摂取は5.5μg／日が目安量である。　　　　　　　　　　（　　　）

（4）　30歳代の女性では、ビタミンEの摂取は6.0mg／日が目安量である　　　　　　　　　　（　　　）

（5）　ビタミンKは、18歳以上で1日あたり120μgの摂取が目安量とされる。　　　　　　　（　　　）

（6）　15歳以上では、1日あたり80mgのビタミンCの摂取が推奨される。　　　　　　　　　（　　　）

（7）　成人男性では、食塩の摂取は1日につき6g未満が目標とされる。　　　　　　　　　　　（　　　）

（8）　成人女性では、1日あたり2,600mg以上のカリウム摂取が目安量である。　　　　　　（　　　）

（9）　12〜14歳の男性では、1,000mg／日のカルシウム摂取が推奨される。　　　　　　　（　　　）

（10）　リンの摂取は、成人男性で1,000mg／日が目安量とされる。　　　　　　　　　　　　（　　　）

17日目 さまざまな理論に関する数字

数字・数値まるごとドリル

学習日　　月　　日

点／100点

1 看護理論・概念についての文章を読み、設問に答えなさい。

　看護に関わる実践や経験、研究などから得られた知識を体系化したものが看護理論である。20世紀にアメリカで起きた看護教育の高等化や大学における看護研究などの成果として、ヘンダーソンやロイ、オレム、ベナー、アブデラ、ペプロウらによりさまざまな看護理論が生み出された。例えばヘンダーソンは、人間の基本的欲求（ニード）を　①　項目に分類し、その欲求を満たすように援助することが看護の基本であるとしたニード論を述べた。適応モデルで知られるロイは、人間とは　②　つの適応様式により環境に適応して生きる存在であり、病気によって失われた環境への適応力を最大限に発揮できるように援助することが看護であるとした。またオレムは、健康で幸せに生活するために人が自分のことを自ら行うことをセルフケアという言葉で示し、それが　③　つのケアからなることを説いた。病気になると不足するセルフケア能力を補うことが看護の役割であるとした彼女の理論は、セルフケア不足看護理論として知られる。そしてアブデラは、著書「患者中心の看護」の中で、看護者に求められる　④　の援助項目を示し、看護問題の解決方法を提起した。

（1）空欄①〜④に当てはまる数字を書きなさい。　　　　　　　　　　　　　　　　　　　［各3点・合計12点］

①	②	③	④

（2）ペプロウは患者と看護者の人間関係がいくつのプロセスを経て構築されるとしたか。　［4点］

［　　　　　　　　　　　］

（3）ペプロウは、不安のレベルを状態により段階別に分類した。それはいくつか。　［4点］

［　　　　　　　　　　　］

（4）ペプロウによると、パニックとは、不安レベルの何段階になるか。　［4点］

［　　　　　　　　　　　］

（5）欲求についての理論を唱えたマズローは、欲求をいくつの階層に分類したか。　［4点］

［　　　　　　　　　　　］

（6）マズローの欲求段階説で「承認のニード」とは、下層から何段目の欲求か。　［4点］

［　　　　　　　　　　　］

2 患者の心理に関する理論についての文章を読み、設問に答えなさい。

　病気になったときの人間の心理についてもさまざまな理論が提唱されている。例えば精神科医のキュブラー・ロスは、「死にゆく患者の心理プロセス」として、　①　つの段階を示し、人が死の宣告を受けてから死に至るまでの心理過程を捉えた。具体的には、第　②　段階の「取り引き」や第　③　段階の「怒り」などの心理状態を示し、患者の理解に役立てられている。

　また危機に陥ったときの心理については、その心理過程を　④　段階で示したフィンクや、　⑤　段階で示したションツらの危機モデルがある。ただしこれらは必ずしもモデル通りの段階を踏むとは限らないため、目の前の患者に向き合い、理解を深め、援助していくことが重要である。

（1）空欄①～⑤に当てはまる数字を書きなさい。　[各4点・合計20点]

①	②	③	④	⑤

（2）フィンクの危機モデルでは、「承認」は第何段階とされるか。　[4点]

[　　　　　　　　　　]

（3）ションツの危機モデルでは、「承認」は第何段階とされるか。　[4点]

[　　　　　　　　　　]

3 つぎの文章を読み、空欄に当てはまる数字を書きなさい。　[各4点・合計40点]

（1）ワトソンは、ケアリングの進め方として[　　　　　]のケア因子を挙げた。

（2）ベナーは、看護師が[　　　　　]段階のプロセスを経て看護技能を習得するとした。

（3）セリエは、ストレスに対する生物学的反応を[　　　　　]期に分類した。

（4）セリエによると、抵抗期はストレスに対する生物学的反応の第[　　　　　]期である。

（5）エリクソンは、人間の発達を[　　　　　]つの段階に分類した。

（6）エリクソンによると「信頼対不信」は、第[　　　　　]段階の発達課題である。

（7）エリクソンによると「統合対絶望」は、第[　　　　　]段階の発達課題である。

（8）ハヴィガーストは人間の発達を乳幼児期から老年期までの[　　　　　]段階に分類した。

（9）両親からの情緒的な独立はハヴィガーストによると第[　　　　　]段階の発達課題である。

（10）老いた両親への適応はハヴィガーストによると第[　　　　　]段階の発達課題とされる。

18日目 看護の歴史に関する数字

1 医学・看護の発展についての文章を読み、設問に答えなさい。

　かつて、呪術的な扱いをされていた医学が、科学的な学問として発展するようになったのは、古代ギリシャの医師、ヒポクラテスによるところが大きい。一方で、まだ本能に基づく自然行為的な扱いであった看護が、キリスト教の慈愛的精神に基づく社会的な活動の意味合いを持つようになるのは、ファビオラや聖マルセラらの登場を待つことになる。中世では、長くキリスト教の庇護により社会的弱者や病人への看護が行われてきたが、力を持ちすぎた教会の腐敗や没落により、宗教的な奉仕による看護活動は一時衰退する。看護そのものが軽視され、劣悪な看護しか行われなかった　ア　世紀中頃〜　イ　世紀前半の時代を特に「看護の暗黒時代」とよぶ。その後、産業革命などを機に社会が大きく変革し、貧富の差や過酷な労働条件などの問題が大きくなる中で、キリスト教の慈愛的精神に基づく看護が再び見直されるようになる。このような背景で生まれてきた近代看護を確立したのがフローレンス・ナイチンゲールであった。彼女の功績や考え方は、代表的な著書である「看護覚え書」が今日でも読み継がれているように、現代の看護にも大きな影響を与えている。

（1）ヒポクラテスの活躍した時代はつぎのうちどれか。　　　　　　　　　　　　　　　　　　　　　　［6点］

　　①BC400年頃　　②BC200年頃　　③AC100年頃　　④AC300年頃　　（　　　）

（2）ファビオラが積極的な看護活動を行った時代はいつごろか。　　　　　　　　　　　　　　　　　　［6点］

　　①2世紀ごろ　　②4世紀ごろ　　③6世紀ごろ　　④8世紀ごろ　　（　　　）

（3）アとイに当てはまる数字の正しい組み合わせは、つぎのうちどれか。　　　　　　　　　　　　　　［6点］

　　①ア：12　イ：14　　②ア：14　イ：15　　③ア：15　イ：17　　④ア：17　イ：19

　　　（　　　）

（4）「看護覚え書」が著された年はつぎのうちどれか。　　　　　　　　　　　　　　　　　　　　　　［6点］

　　①1820　　②1853　　③1859　　④1910　　（　　　）

（5）ナイチンゲールに関する出来事について、起きた出来事の順に番号を書きなさい。　　［各4点・合計16点］

　　①クリミア戦争の終結

　　②ナイチンゲール看護師訓練学校が創設

　　③ナイチンゲール誓詞の作成

　　④ナイチンゲール永眠　　　［　　　］→［　　　］→［　　　］→［　　　］

2 近代から現代の看護についての文章を読み、設問に答えなさい。

　スイス人実業家であるアンリ・デュナンの尽力により、①　　　年に国際赤十字が設立される。国際赤十字の活動により戦傷者の救済や災害救助、感染症対策などが行われ、看護の社会的な意義や役割も急速に高まることになる。こうした中、②　　　年には国際看護師協会が設立され、看護のさらなる発展や看護職の地位向上、国際的な連携などが進められることとなる。そして、20世紀に入ると、アメリカを中心にさらに看護は飛躍的な発展を遂げる。日本では、③　　　年に初の看護婦養成施設である有志共立東京病院看護婦教育所が創設され、西洋式の看護教育が開始された。高齢化社会における医療を支えるため、国内における看護の社会的ニーズはさらに高まり④　　　年には、日本初の看護系大学として高知女子大学に衛生看護科（現・高知県立大学看護学部）が誕生した。現在では専門学校に加え、多くの大学においてより高度な看護教育が行われるようになっている。

（1） 空欄①〜④に当てはまる数字を書きなさい。　　　　　　　　　　　　　　　　[各6点・合計24点]

①	②	③	④

（2） つぎに挙げる近代看護の発展に関する出来事のうち、最も古いものはどれか。　　[8点]

①世界保健機関（WHO）の設立

②アメリカでナイチンゲール方式の看護教育が開始

③ブラウンレポート（これからの看護）の発表

④ゴールドマークレポートの発表　　　　　　　　　　　　　　　　（　　　　）

（3） つぎに挙げる日本の看護に関する出来事のうち、最も新しいものはどれか。　　[8点]

①看護教育制度において2年課程の進学コースが開設

②保健婦助産婦看護婦法の公布

③日本看護協会の誕生

④看護婦規則の公布　　　　　　　　　　　　　　　　　　　　　（　　　　）

3 つぎに挙げる出来事と、その出来事が起きた年を線で結びなさい。　　　　　　[各4点・合計20点]

①「特定行為に係る看護師の研修制度」の創設・　　　　　　・2002年

②静脈内注射の実施についての法的解釈の変更・　　　　　　・2003年

③看護職者の卒後研修の努力義務化　　　　　・　　　　　　・2004年

④通信制2年課程の看護教育が開始　　　　　・　　　　　　・2010年

⑤看護師5年一貫教育の開始　　　　　　　　・　　　　　　・2014年

母性看護学の数字① 受精と胎児の成長

19日目

1 受精と胎児の発生についての文章を読み、設問に答えなさい。

排卵が近づくと卵胞は1日に ① mmほど成長し、 ア mmほどになると卵子を放出する。これが排卵である。排卵された卵子が膣から進入した精子と卵管で出会い、結合すると1個の受精卵となる。排卵後の卵胞は黄体という妊娠の維持に作用するホルモンを分泌する内分泌組織に変化するが、受精が行われなかったときには、排卵後 ② 日前後で退縮し、白体となって消滅する。卵管を子宮方面に進む受精卵は、受精後 ③ 日ほどで イ 個ほどの細胞に分裂するが、これを桑実胚という。さらに分裂を続け、受精後 ウ 日ほどで子宮に到着した時には胞胚とよばれる状態となる。子宮に到着した胞胚が子宮壁に付着することを着床というが、これは受精後およそ ④ 日後のことであり、これをもって妊娠の成立とする。そして着床後も成長を続け、受精後 ⑤ 週を過ぎた頃から胎児とよばれるようになる。

（1）空欄①～⑤に当てはまる数字を選択肢から選び、記号を書きなさい。　[各5点・合計25点]※重複不可

①	②	③	④	⑤

選択肢	ア. 2　　イ. 3　　ウ. 4～5　　エ. 6～7　　オ. 8　　カ. 12 キ. 18　　ク. 24　　ケ. 32

（2）アに当てはまる数字はどれか。　[6点]

①5～6　　②8～10　　③12～14　　④18～20　　　（　　）

（3）イに当てはまる数字はどれか。　[6点]

①3～4　　②12～15　　③30～40　　④100～120　　（　　）

（4）ウに当てはまる数字はどれか。　[6点]

①4～5　　②7～8　　③10～12　　④14～16　　　（　　）

（5）精子の受精能は、射精後からどのくらいの期間か。　[6点]

①5～6時間　　②10～12時間　　③12～24時間　　④48～72時間　　（　　）

（6）胎児とよばれるようになった頃の胎児の大きさは（頭殿長）どのくらいか。　[6点]

①15mm　　②30mm　　③50mm　　④70mm　　　（　　）

2 胎児の成長についての文章を読み、設問に答えなさい。

受精卵は、胚、胎芽とよばれる状態を経て胎児へと成長する。胎児は、胎盤を経由して送られる母体からの酸素や栄養により、出産まで子宮内でさらに成長を続ける。胞胚の頃よりヒトとして必要な器官を発達させ、妊娠　ア　週頃には心臓の拍動が始まるが、妊娠　イ　週頃までには、超音波ドップラー法により、ほぼすべての胎児において心音が確認できる。さらに妊娠　ウ　週頃には妊婦が胎動を自覚できるようになる。胎児は羊膜を満たす羊水により、外部の衝撃から守られているが、羊水は胎児が動き、運動能力を発達させるための子宮内の空間を確保する役割も持っている。

（1）アに当てはまる数字はどれか。　[4点]
　①2～3　②4～5　③6～7　④9～10　（　　）

（2）イに当てはまる数字はどれか。　[4点]
　①12　②14　③16　④18　（　　）

（3）ウに当てはまる数字はどれか。　[4点]
　①12～14　②14～16　③16～18　④18～20　（　　）

（4）正常な胎児の心拍数（毎分）は、つぎのうちどれくらいか。　[4点]
　①40～60　②60～90　③90～110　④110～160　（　　）

（5）妊娠16週ごろの胎児は、およそ何頭身か。　[4点]
　①2頭身　②3頭身　③4頭身　④5頭身　（　　）

（6）羊水の量が最大となるのは、妊娠何か月頃か。　[4点]
　①5か月　②7か月　③9か月　④10か月　（　　）

3 つぎの文章を読み、カッコ内の数字のうち、正しい方を○で囲みなさい。　[各3点・合計21点]

（1）最終月経を0日とすると［ 260 ・ 280 ］日目が分娩予定日である。

（2）妊娠が成立していれば、胎嚢は妊娠［ 5 ・ 10 ］週頃に確認できる。

（3）胎児の性別が判別できるようになるのは、妊娠［ 15 ・ 22 ］週頃である。

（4）胎盤が完成するのは、妊娠［ 12 ・ 16 ］週頃である。

（5）妊娠後期における胎盤の重さは、約［ 500 ・ 1,200 ］gである。

（6）胎盤が完成する頃の胎児の大きさは、約［ 15 ・ 30 ］cmである。

（7）出産時の臍帯の長さは、約［ 30 ・ 60 ］cmである。

母性看護学の数字② 妊娠と出産

1 妊娠についての文章を読み、設問に答えなさい。

受精卵が成長し、子宮壁に着床すると妊娠の成立となる。最終月経を0日として、① 週0日の分娩予定日あたりまで妊娠が継続されることになる。日本産婦人科学会によれば、妊娠 ② 週未満を妊娠初期、② 週以降 ③ 週未満を妊娠中期、③ 週以降を妊娠後期という。また、④ 回目以降の妊娠をしている女性は経妊婦、妊娠 ⑤ 週以降の分娩経験をもつ女性を経産婦、妊娠 ⑤ 週以降の分娩経験がない女性を未産婦（非妊娠中の女性も含む）という。

妊娠は女性の身体にも大きな変化をもたらす。例えば非妊娠時では ア g程度の重さの子宮体は出産前には重さ イ g、長さ ウ cm程度にもなる。これらの変化に伴い、妊婦の体重も変化するが、全妊娠期間を通じて エ kg程度の増加が好ましいとされている。また、個人差はあるが、妊婦の半数以上でつわりがみられる。

（1）空欄①〜⑤に当てはまる数字を書きなさい。 [各4点・合計20点]

①	②	③	④	⑤

（2）アに当てはまる数字はどれか。 [3点]

①20　②50　③150　④300　（　　）

（3）イに当てはまる数字はどれか。 [3点]

①500　②800　③1,000　④1,500　（　　）

（4）ウに当てはまる数字はどれか。 [3点]

①15　②30　③50　④60　（　　）

（5）エに当てはまる数字はどれか。 [3点]

①2〜3　②4〜5　③7〜12　④15〜20　（　　）

（6）乳頭や乳輪の色調変化、乳房肥大などの変化が現れるようになるのはいつ頃か。 [3点]

①8週頃　②15週頃　③22週頃　④32週頃　（　　）

（7）一般的につわりが始まるとされる時期は妊娠してからいつ頃の時期か。 [3点]

①2〜3週　②5〜6週　③10〜12週　④14〜16週　（　　）

2 出産・分娩についての文章を読み、設問に答えなさい。

産徴（おしるし）が現れると、多くの場合2〜3日以内で分娩となる。陣痛が　①　分おきに規則正しく起こるか、1時間に　②　回以上起こる状態になると分娩開始とされる。また分娩予測の指標として、　③　つの項目、満点を　④　点で評価するビショップスコアも用いられる。ビショップスコアが　⑤　点以上になると子宮頸管が成熟したと判定され、分娩の誘発も可能となる。分娩はその経過により分娩開始の第1期から、分娩終了より　⑥　時間後までの第4期に大きく分けられる。さらに分娩は出産する時期によっても分けられる。妊娠　⑦　週末満での出産は早期産、　⑧　週0日以降の出産は過期産、それ以外を正期産とよぶ。

（1）上記の文章を読み、空欄①〜⑧に当てはまる数字を書きなさい。　[各4点・合計32点]

①	②	③	④
⑤	⑥	⑦	⑧

（2）子宮口全開大から児の娩出までの時期は分娩第何期とされるか。　[4点]

[　　　　　　　　　　　]

（3）排臨や発露がみられるのは、分娩第何期か。　[4点]

[　　　　　　　　　　　]

（4）子宮口全開大とは、子宮口の直径がどのくらい開大した状態をいうか。　[3点]

　　①3cm　　②5cm　　③8cm　　④10cm　　　　（　　　　）

（5）分娩室へ移動するのは、胎児の娩出の予測からどのくらい前が適切か。　[3点]

　　①3〜4時間前　　②1〜2時間前　　③30分〜1時間前　　④20〜30分前　（　　　　）

3 つぎの文章を読み、下線の数字が正しいものには○、誤っているものには×を書きなさい。　[各2点・合計16点]

（1）児背または児頭が母体の左側を向いている場合を第1胎向という。　　　（　　　）

（2）レオポルド触診法において、胎向や羊水量を診断するのは第2段法である。　（　　　）

（3）母子保健法の第15条では、母子健康手帳の交付が定められている。　　（　　　）

（4）妊婦健康診査は、妊娠23週までは4週間に1回の受診が推奨される。　　（　　　）

（5）妊娠24週以降は、1週間に1回の妊婦健康審査の受診が推奨される。　　（　　　）

（6）陣痛開始直後でまだ陣痛が弱い時は、胎児の心音は1時間に1回の確認でよい。（　　　）

（7）ハイリスク状態における分娩第2期では、胎児の心音は15分おきに確認する。（　　　）

（8）分娩時の出血が1,000mlを超えると分娩時異常出血とされる。　　　　（　　　）

母性看護学の数字③ 産褥期と新生児

1 産褥期についての文章を読み、設問に答えなさい。

　妊娠や分娩によって変化した女性の身体の構造や機能が、分娩の終了を機に元に戻るための期間を産褥期という。例えば産褥期には、分娩を終えた子宮が次第に元の大きさに戻る（子宮復古）。また、産褥期には悪露とよばれる、子宮や産道からのさまざまな分泌物が排出されるが、悪露の色も時間の経過とともに変化し、いずれ消失する。分娩後しばらくは後陣痛が続くため、安静も必要だが、回復に合わせて少しずつ非妊娠時の生活に戻っていくことになる。また、妊娠時には止まっていた月経も、多くは授乳をしていない女性で　ア　程度、授乳中の女性で早ければ　イ　程度で再開する。一方で産褥期には、乳汁の分泌など、子を育てるための変化も起こる。

（1）産褥期とは具体的に分娩から何週頃までの時期を意味するか。　　　　　　　　　　　　　　　　［5点］

　　　［　　　　　　　　　　］

（2）子宮が非妊娠時の大きさに戻るために必要な期間はどれくらいか。　　　　　　　　　　　　　　［5点］

　　　①2〜3日　　②5〜6日　　③4〜6週間　　④8〜10週間　　　　　　　　　　　（　　　　）

（3）赤色悪露が続くのは、分娩直後からどれくらいまでか。　　　　　　　　　　　　　　　　　　　［5点］

　　　①6時間　　②24時間　　③3日間　　④7日間　　　　　　　　　　　　　　　　　（　　　　）

（4）悪露が淡黄色に変化するのは産後どのくらいの時期からか。　　　　　　　　　　　　　　　　　［5点］

　　　①1週　　②2週　　③4週　　④6週　　　　　　　　　　　　　　　　　　　　　（　　　　）

（5）一般的に後陣痛はどれくらい続くか。　　　　　　　　　　　　　　　　　　　　　　　　　　　［5点］

　　　①2〜3日　　②6〜7日　　③10〜12日　　④2週間　　　　　　　　　　　　　（　　　　）

（6）アに当てはまる数字はどれか。　　　　　　　　　　　　　　　　　　　　　　　　　　　　　　［5点］

　　　①1〜2週間　　②3〜4週間　　③6〜8週間　　④2〜3ヶ月　　　　　　　　　（　　　　）

（7）イに当てはまる数字はどれか。　　　　　　　　　　　　　　　　　　　　　　　　　　　　　　［5点］

　　　①2ヶ月　　②6ヶ月　　③8ヶ月　　④1年　　　　　　　　　　　　　　　　　（　　　　）

（8）初乳が始まるのは産後どれくらいからか。　　　　　　　　　　　　　　　　　　　　　　　　　［5点］

　　　①2日　　②5日　　③10日　　④2週間　　　　　　　　　　　　　　　　　　（　　　　）

2 つぎの文章を読み、空欄に当てはまる数字を書きなさい。 [各3点・合計15点]

(1) 母子保健法により、出生後 [　　　] 日を経過しない乳児をとくに新生児という。

(2) 新生児のうち、妊娠22週〜 [　　　] 週未満で出生した児を早産児という。

(3) 早産児のうち、[　　　] 週未満で出生した児を超早産児とよぶ。

(4) 出生体重が [　　　] g未満の児は低出生体重児とよばれる。

(5) 出生体重が [　　　] g未満の児は超低出生体重児とよばれる。

3 つぎの文章を読み、カッコ内の数字のうち、正しい方を○で囲みなさい。 [各3点・合計15点]

(1) [4,000 ・ 4,500] g以上の児は巨大児という。

(2) 生後 [2 ・ 24] 時間以内に排尿がみられない場合には腎尿路の異常を疑う。

(3) 出生時からみられるモロー反射は、生後 [3〜4 ・ 5〜6] ヶ月で消失する。

(4) 緊張性頸反射は、生後 [4 ・ 9] ヶ月頃までみられる。

(5) 手掌把握反射は、[3〜4 ・ 9〜10] ヶ月頃には消失する。

4 つぎの文章を読み、下線の数字が正しいものには○、誤っているものには×を書きなさい。 [各2点・合計30点]

(1) 感染などの異常がなければ帝王切開後10日以降はシャワー浴が可能である。（　　）

(2) マタニティブルーズは、多くが産後3〜5日後に出現する。（　　）

(3) 日本では、産後うつの発症は100人に1人程度の割合でみられる。（　　）

(4) 妊娠高血圧症候群は妊娠20週から分娩後12週までに起こるものをいう。（　　）

(5) 腎糸球体ろ過率（GFR）は産後6週間ほどで非妊娠時の値に回復する。（　　）

(6) 新生児の血糖の値は、生後2〜3日後に最低となる。（　　）

(7) 新生児の生理的黄疸は、生後4〜5日ごろに最も強く現れる。（　　）

(8) 感染症を予防するために、出生後2時間以内に児に抗生物質を点眼する。（　　）

(9) 通常は、新生児の便は生後3〜5日で黄金色の泥状便に変化する。（　　）

(10) 出生直後から2時間までは1時間ごとに新生児のバイタルサインを測定する。（　　）

(11) 新生児の100人に1人程度の割合で先天性の難聴がみられる。（　　）

(12) 新生児には、室温27〜28℃くらいが適切である。（　　）

(13) アプガースコアは、生後1分と10分の数値で評価する。（　　）

(14) 通常、自立歩行反射は、生後6ヶ月頃には消失する。（　　）

(15) バビンスキー反射が1〜2歳頃までみられても問題ない。（　　）

母性看護学の数字④ 不妊・先天異常

22日目

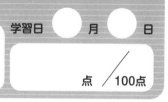

1 不妊と流産についての文章を読み、設問に答えなさい。

不妊因子をもたない男女が避妊をせずに性生活を行った場合、1回の性周期で妊娠が成立する確率はおよそ[ア]％といわれる。一方で、何らかの原因により、性生活を行っても[イ]年間妊娠できない場合は不妊症とされる。不妊症は、大きく男性側に原因がある場合と女性側に原因がある場合に分けられる。男性側の原因としては、精子の数や機能に問題がある乏精子症や無精子症、精子無力症などが挙げられる。女性側の原因としては、排卵が起きなかったり、卵巣や卵子の機能に問題がある場合、卵子を子宮まで移送する卵管の機能に問題がある場合などが考えられる。不妊治療としては、卵子と精子の出会う可能性を高めるタイミング法や排卵誘発、精液を人為的に子宮に注入する人工授精、体外で受精した受精卵を子宮に戻す体外受精、手術療法などがある。また妊娠しても何らかの原因により妊娠が継続できないこともある（不育症）。妊娠[ウ]週未満で妊娠が中断することを流産といい、それが[エ]回以上連続する場合には習慣流産とされる。

（1）アに当てはまる数字はつぎのうちどれか。 [4点]

　　①10　　②30　　③50　　④80　　　　　　　　　　　　　　　（　　　）

（2）イに当てはまる数字を書きなさい。 [4点]

　　[　　　　　　　　]

（3）WHOの基準では、精液中の精子の数が[　　]／ml以下を乏精子症という。 [4点]

　　①200万　　②500万　　③1,000万　　④1,500万　　　　　　　（　　　）

（4）ウとエに入る数字の正しい組み合わせはどれか。 [6点]

　　①ウ：22　エ：2　　②ウ：22　エ：3　　③ウ：28　エ：2　　④ウ：28　エ：3

　　　　　　　　　　　　　　　　　　　　　　　　　　　　　　　（　　　）

（5）つぎの文章を読み、下線の数字が正しいものには○、誤っているものには×を書きなさい。

[各4点・合計24点]

①正常な排卵周期の場合、低温期・高温期ともに持続期間は約14日間である。（　　　）

②ヒト絨毛性ゴナドトロピンを投与すると約12時間後に排卵が起こる。（　　　）

③1回の体外受精の成功率は、約50％程度である。（　　　）

④不妊症の頻度は妊娠を希望し避妊しないカップルの3％ほどである。（　　　）

⑤不妊症は多くが女性側の原因で、男性側の原因は5％ほどである。（　　　）

⑥2016年より妻が43歳未満の場合は不妊治療の助成対象となった。（　　　）

2 先天異常と出生前診断について

　出生前に起こる何らかの原因により、出生児が生まれつき有する身体の異常を先天異常とよぶ。先天異常は多くの場合、原因不明の遺伝子や染色体の突然変異によることが多いが、親のもつ異常が受け継がれる遺伝要因や、母体が受ける外部の影響が胎児に受け継がれる環境要因などもある。また、女性の出産年齢がダウン症候群などの先天異常の発生に影響を与えると考えられる場合もある。妊娠中に胎児の先天異常の有無を検査・診断することを出生前診断という。出生前診断としては、超音波による画像診断や、羊水や胎盤の一部である絨毛、胎児組織の一部、母体の血清などを採取して調べる方法のほか、2013年より認められるようになった「新型出生前診断」ともよばれる無侵襲的出生前遺伝学的検査（NIPT）などがある。日本では、NIPTは特定の染色体の異常を発見する場合に限られ、また　ア　歳以上の高齢出産の場合や、染色体異常を有する児を妊娠した経験がある場合、他の検査で染色体異常の可能性が指摘される場合など、実施にはいくつかの適用条件がある。

（1）　アに当てはまる数字を書きなさい。　[4点]

　　　　　[　　　　　　　　　　]

（2）　流産を予防するため、羊水を採取する診断は、通常妊娠何週以降から行われるか。　[4点]

　　　①8週　　②10週　　③12週　　④14週　　　　　　　　（　　　）

（3）　胎児の血液を採取しての検査は、通常妊娠何週以降から行われるか。　[4点]

　　　①8週　　②12週　　③16週　　④20週　　　　　　　　（　　　）

（4）　わが国でNIPTの対象となる染色体の番号をすべて書きなさい。　[6点]

　　　　　[　　　　　　　　　　　　　　　　]

3 つぎの文章を読み、カッコ内の数字のうち、正しい方を○で囲みなさい。　[各4点・合計40点]

（1）　ヒトは、［　42　・　46　］本の染色体をもつ。

（2）　トリソミーとは、染色体が通常より［　1　・　3　］本多い先天異常をいう。

（3）　ダウン症候群は、［　21　・　23　］番染色体の数的異常である。

（4）　日本ではダウン症候群は新生児の約［　1,000　・　10,000　］人に1人の割合でみられる。

（5）　ダウン症候群が起こる割合は母親の年齢が［　25　・　35　］歳から大きく上昇する。

（6）　猫なき症候群では、［　5　・　7　］番目の常染色体の一部が欠損している。

（7）　エドワーズ症候群は、［　13　・　18　］番染色体の異常が原因である。

（8）　パトー症候群とよばれるのは、［　13　・　18　］番染色体のトリソミーである。

（9）　妊娠［　3〜8　・　12〜16　］週頃に起こる先天異常を胎芽病という。

（10）　羊水穿刺で採取する羊水量は［　10〜20　・　100〜200　］mlである。

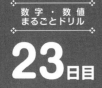
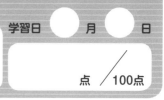

小児看護学の数字①
児童福祉と母子保健

1 小児人口についての文章を読み、設問に答えなさい。

　小児人口が減少傾向にあるわが国では、｜ ア ｜年に老年人口が年少人口を上回ってからも年少人口の割合は低下を続けており、2015年のデータによると全人口の｜ イ ｜％程度である。戦後の出生数としては、第一次ベビーブームの最も多い年で｜ ウ ｜万人、第二次ベビーブームでは｜ エ ｜万人であったが、2015年では、およそ｜ オ ｜万人となっている。2015年における合計特殊出生率が｜ カ ｜であることからも、年少人口の減少は今後も続いていくと予測される。このような少子化の理由としてはさまざま考えられるが、晩婚化や高齢出産傾向、経済的理由、不妊の増加などが挙げられる。

（1）アに当てはまる数字を選びなさい。　　　　　　　　　　　　　　　　　　　　　　　　［4点］

　　①1996　　②2000　　③2004　　④2008　　　　　　　　　　（　　　）

（2）イに当てはまる数字を選びなさい。　　　　　　　　　　　　　　　　　　　　　　　　［4点］

　　①8.4　　②10.3　　③12.6　　④18.4　　　　　　　　　　　（　　　）

（3）ウ、エ、オに当てはまる数字の正しい組み合わせはどれか。　　　　　　　　　　　　　［4点］

　　①ウ：180　　エ：172　　オ：120
　　②ウ：172　　エ：180　　オ：100
　　③ウ：270　　エ：209　　オ：100
　　④ウ：209　　エ：270　　オ：120　　　　　　　　　　　　　（　　　）

（4）カに当てはまる数字を選びなさい。　　　　　　　　　　　　　　　　　　　　　　　　［4点］

　　①1.26　　②1.45　　③1.72　　④2.07　　　　　　　　　　（　　　）

（5）年少人口とは具体的に何歳〜何歳までの人口をいうか。　　　　　　　　　　　　　　　［4点］

　　　［　　　　　　〜　　　　　　］

（6）合計特殊出生率とはどのようなものか。具体的な数字を挙げて説明しなさい。　　　　　［6点］

　　　［　　　　　　　　　　　　　　　　　　　　　　　　　　　　　　　　　　　　　　］

（7）第一次ベビーブームとはいつの頃のことをいうか。西暦で書きなさい。　　　　　　　　［4点］

　　　［　　　　　　〜　　　　　　］

2 児童福祉について、下線の数字が正しいものには○、誤っているものには×を書きなさい。 [各4点・合計40点]

（1）「子どもを守るための児童憲章」がつくられたのは、1951年である。　　　　（　　　）

（2）日本初の小児総合医療施設が設立されたのは1980年代に入ってからである。　（　　　）

（3）国連の「児童の権利に関する条約」は日本でも1994年に批准された。　　　　（　　　）

（4）児童福祉法は1947年に制定され、翌年施行された。　　　　　　　　　　　　（　　　）

（5）児童福祉法により、15歳未満の者が児童と定義されている。　　　　　　　　（　　　）

（6）児童福祉法の第12条に基づき児童相談所が各都道府県に設置されている。　　（　　　）

（7）乳児家庭全戸訪問事業では生後6ヶ月までの乳児がいる家庭が対象とされた。（　　　）

（8）1989年は1.57ショックとよばれる深刻な少子化が問題となった。　　　　　　（　　　）

（9）児童虐待防止法が制定されたのは、2000年である。　　　　　　　　　　　　（　　　）

（10）2012年には、子ども・子育て関連3法が成立した。　　　　　　　　　　　　（　　　）

3 母子保健についての文章を読み、設問に答えなさい。

　　① 　年（昭和40年）に成立し、翌年から施行された母子保健法により、妊産婦や乳児の健康、栄養状態の改善などの施策が積極的に行われるようになった。また　② 　年（平成6年）には今後　③ 　年間の子育て支援の方向を定めた「エンゼルプラン」が策定され、社会全体の問題として子育てや母子保健が捉えられるようになった。

　　2000年代になると、新たな時代に適した母子保健を推進するために、「健やか親子　④ 　」が策定され、思春期の保健対策や、妊娠・出産の安全性と快適さの確保、虐待防止、小児の事故防止、食育の推進などが強化された。さらに2010年策定の「子ども・子育てビジョン」では、　⑤ 　年間で目指すべき子育てに関する施策内容と数値目標も示され、社会全体で子どもと子育てを応援する社会の実現が目指された。

（1）空欄①～⑤に当てはまる数字を書きなさい。 [各4点・合計20点]

①	②	③	④	⑤

（2）母子保健法における規定と当てはまる条文を線で結びなさい。 [各2点・合計10点]

　　①母子健康手帳の交付　・　　　　　　・11条

　　②新生児の訪問指導　　・　　　　　　・12条

　　③妊娠の届け出　　　　・　　　　　　・15条

　　④乳幼児の健康診査　　・　　　　　　・16条

　　⑤低体重児の届け出　　・　　　　　　・18条

24日目 小児看護学の数字② 成長・発育と評価

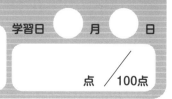

1 成長と発育の評価についての文章を読み、設問に答えなさい。

母体で成長した胎児は、通常、身長およそ［ア］cm、体重およそ［イ］kgという大きさで出産される。出生後には、出生時体重の［ウ］％程度が減る「生理的体重減少」がみられるが、その後、母乳や食物などから栄養を摂取することで、乳児期、幼児期、学童期、青年期を経て成人へと身体的にも精神的にも成長していく。正常な成長を評価するためには、乳幼児を対象とする「カウプ指数」や、学童期・思春期を対象とする「ローレル指数」、身長と体重の評価に用いる「パーセンタイル値」などが指標とされる。パーセンタイル値は、全体を100として、検査対象が小さい方から数えて何番目にいるかを評価するもので、10〜［①］を正常範囲とする。さらに、パーセンタイル値が［②］未満と［③］を超える場合には、精密検査の対象とされる。

そのほか、発達の遅れを判定する方法としては、0〜［④］歳を対象とする改訂日本版デンバー式発達スクリーニング検査がある。例えばこの検査においては、正常な発達をした場合、90％の児が伝い歩きをするのは［エ］とされる。また知能の評価としては、100点を標準として［⑤］点以下を発達遅滞とする知能指数（IQ）や発達指数（DQ）などの検査がある。

（1）空欄①〜⑤に当てはまる数字を書きなさい。 [各4点・合計20点]

①	②	③	④	⑤

（2）アとイに当てはまる数字の組み合わせはどれか。 [4点]

①ア：40 イ：5　②ア：50 イ：3　③ア：60 イ：4　④ア：60 イ：5

（　　）

（3）ウに当てはまる数字はどれか。 [4点]

①2〜5　②5〜10　③10〜15　④15〜20

（　　）

（3）生理的体重減少がみられたのち、元に戻るのは生後どのくらいのころか。 [4点]

①4〜6日　②7〜10日　③2〜3週間　④1カ月

（　　）

（4）エに当てはまる数字はどれか。 [4点]

①8ヶ月　②9ヶ月　③10ヶ月　④11ヶ月

（　　）

（5）カウプ指数は体重（g）÷身長（cm）²×［　］で求める。空欄に入る数字を書きなさい。 [4点]

（　　）

2 小児の成長と発育について、つぎの設問に答えなさい。

（1） 正常な発達の目安となる事柄に最も合う月齢・年齢を選択肢より選び、記号を書きなさい。
※重複不可　　　　　　　　　　　　　　　　　　　　　　　　　　　　　　　　　　　　　　［各4点・合計20点］

①二語文を話すことができるようになる。　　　　　　　　　　　　　　　　（　　　　）

②手掌全体で小さなものをつかむことができるようになる。　　　　　　　　（　　　　）

③三角形を描き写すことができるようになる。　　　　　　　　　　　　　　（　　　　）

④丸を描き写すことができるようになる。　　　　　　　　　　　　　　　　（　　　　）

⑤片足とびができるようになる。　　　　　　　　　　　　　　　　　　　　（　　　　）

選択肢	ア．6ヶ月	イ．1歳	ウ．2歳	エ．3歳	オ．4歳
	カ．5歳	キ．6歳			

（2） つぎの文章を読み、下線の数字が正しいものには○、誤っているものには×を書きなさい。
　　［各4点・合計20点］

①2つの積み木を積み重ねて遊べるようになるのは<u>2歳半</u>ごろである。　　　　（　　　　）

②<u>3歳</u>でははさみを使うことができるようになる。　　　　　　　　　　　　（　　　　）

③<u>3歳</u>頃までには自分の性別を認識し、行動に性別の特徴が現れる。　　　　（　　　　）

④手すりを使って階段をのぼることができるようになるのは<u>3歳</u>頃である。　（　　　　）

⑤<u>1歳</u>くらいになると自分で絵本をめくるようになる。　　　　　　　　　　（　　　　）

（3） つぎの文章を読み、カッコ内の数字のうち、正しい方を○で囲みなさい。　［各2点・合計20点］

①通常、喃語（なんご）を話すようになるのは、生後［　1〜2　・　3〜5　］ヶ月頃である。

②支えなしでおすわりができるようになるのは、生後［　5　・　8　］ヶ月頃である。

③生後［　1　・　3　］ヶ月頃では、物を目で追う追視がみられるようになる。

④ほとんどの乳児で首がすわるのは、生後［　2〜3　・　4〜5　］ヶ月頃である。

⑤母指と示指で物がつかめるようになるのは、［　8ヶ月　・　1歳　］頃である。

⑥前後上下の空間認識ができるようになるのは、［　2　・　4　］歳を過ぎた頃である。

⑦スキップができるようになるのは、通常［　3　・　5　］歳頃である。

⑧成熟児では、満1歳頃には体重が出生時の約［　2　・　3　］倍になる。

⑨身長は、1歳で出生時の約［　1.5　・　2　］倍になる。

⑩1歳頃では、脳の重量は出生時の約［　2　・　3　］倍にもなる。

25日目 小児看護学の数字③ 子どもの食事と栄養

1 母乳と育児についての文章を読み、設問に答えなさい。

　母乳は乳児にとってバランスのとれた栄養源であり、ユニセフ（国連児童基金）とWHO（世界保健機関）による共同声明「母乳育児成功のための　①　カ条」の中では、分娩後　②　分以内に母乳哺育を開始することが薦められている。母乳での育児は、栄養や免疫といった側面だけでなく、母子間の愛着形成にも有益である。また乳児の吸啜により母親のオキシトシン分泌が促進され、それが母体の回復にも役立つ。出産直後からしばらくは、回数にこだわらず、乳児がほしがるだけ授乳するが、1ヶ月も経過すると　ア　おき程度になる。1回の授乳時間の目安としては、　イ　分程度で、それ以上かかる場合には母乳分泌が悪いことも考えられる。母乳分泌が十分でないなどの場合には、人工栄養（粉ミルク）を用いるが、粉ミルクの温度は　ウ　℃程度が適温である。また、厚生労働省のガイドラインによれば、調乳するときには、　③　℃以上に保った湯を使用し、調乳後　④　時間以内に使用し、それを過ぎた場合には廃棄することが推奨されている。乳児の成長に伴い、母乳や粉ミルクだけでは栄養を補えなくなる頃に離乳を開始する。一般的には離乳は生後　エ　頃に開始するのが適当で、開始時は1日　⑤　回の離乳食を与える。

（1）空欄①〜⑤に当てはまる数字を書きなさい。　　　　　　　　　　　　　　　　　　　　　[各4点・合計20点]

①	②	③	④	⑤

（2）アに当てはまる数字はどれか。　　　　　　　　　　　　　　　　　　　　　　　　　　　　　　[4点]

　　①30分〜1時間　　②3〜4時間　　③6〜7時間　　④8〜10時間　　　　　（　　　）

（3）イに当てはまる数字はどれか。　　　　　　　　　　　　　　　　　　　　　　　　　　　　　　[4点]

　　①2〜3　　②5　　③15　　④30　　　　　　　　　　　　　　　　　　　　（　　　）

（4）ウに当てはまる数字はどれか。　　　　　　　　　　　　　　　　　　　　　　　　　　　　　　[4点]

　　①15〜16　　②25〜27　　③32〜35　　④37〜40　　　　　　　　　　　（　　　）

（5）エに当てはまる数字はどれか。　　　　　　　　　　　　　　　　　　　　　　　　　　　　　　[4点]

　　①2〜3ヶ月　　②5〜6ヶ月　　③7〜8ヶ月　　④1歳　　　　　　　　　　（　　　）

（6）正常な発達において、乳児の吸啜反射が消失するのはいつごろか。　　　　　　　　　　　　　　[4点]

　　①2〜3ヶ月　　②4ヶ月　　③6ヶ月　　④8ヶ月　　　　　　　　　　　　　（　　　）

2 小児の栄養について、下線の数字が正しいものには○、誤っているものには×を書きなさい。
※日本人の食事摂取基準（2015年版）に基づく　　　　　　　　　　　　　　　　　　　　　　　　　　[各3点・合計30点]

（1）　分娩後、7日以降に分泌される母乳を成熟乳という。　　　　　　　　　　　　　　（　　　）

（2）　新生児は、生後1か月までに3回ビタミンKを経口摂取する。　　　　　　　　　　（　　　）

（3）　生後0〜5ヶ月の男児の推定エネルギー必要量は、700kcal／日である。　　　　　（　　　）

（4）　生後6〜8ヶ月の乳児のタンパク質摂取目安量は、1日あたり15gである。　　　　（　　　）

（5）　生後0〜5ヶ月では、脂肪エネルギー比率の目安は40％である。　　　　　　　　　（　　　）

（6）　3〜5歳児のタンパク質の摂取推奨量は20g／日である。　　　　　　　　　　　　（　　　）

（7）　3〜5歳の女児の推定エネルギー必要量は1,250kcal／日である。　　　　　　　　 （　　　）

（8）　9歳男児（身体活動レベルⅡ）の推定エネルギー必要量は1,550kcal／日である。 （　　　）

（9）　カウプ指数が16の場合、肥満とされる。　　　　　　　　　　　　　　　　　　　（　　　）

（10）　ローレル指数は体重（g）÷身長（cm）^{3}×10^7で求める。　　　　　　　　　　（　　　）

3 つぎの文章を読み、カッコ内の数字のうち、正しい方を○で囲みなさい。　　　　　　　　　　　　[各2点・合計10点]

（1）　スプーンを使って自分で食べるようになるのは［　1　・　2　］歳半頃である。

（2）　おはしを使い始めるのは［　3　・　4　］歳頃である。

（3）　乳児期は1日あたり［　80〜100　・　120〜150　］ml／kgの水分量を必要とする。

（4）　学童期の1日の必要水分量は［　40〜60　・　60〜80　］ml／kgである。

（5）　ローレル指数が［　90〜100　・　120〜130　］であれば標準的な体重といえる。

4 つぎの計算問題を解き、正答を選択肢より選びなさい。　　　　　　　　　　　　　　　　　　　　[10点]

（1）　体重10kg、身長80cmの幼児のカウプ指数はどれか。

　　　①12.4　　②15.6　　③18.2　　④20.5　　　　　　　　　　　　　　　　　　　　（　　　）

（2）　体重24kg、身長120cmの女児のローレル指数はどれか。　　　　　　　　　　　　　　　　[10点]

　　　①138.9　　②139.8　　③142.4　　④144.3　　　　　　　　　　　　　　　　　　（　　　）

26日目 老年看護学の数字① 高齢者と生活

1 高齢者について、つぎの設問に答えなさい。

（1）つぎの文章を読み、空欄に当てはまる数字を書きなさい。　　［各2点・合計20点］

①わが国では、行政上の区分として［　　　］歳以上を高齢者としている。

②人口に対する［　　　］歳以上の人口割合を高齢化率という。

③高齢化率［　　　］％以上の社会を高齢社会とよぶ。

④わが国では、［　　　］歳以上を後期高齢者としている。

⑤ペックは老年期を［　　　］つの段階に分け、それぞれで達成すべき課題を示した。

⑥ニューマンは、成人後期を［　　　］歳以上とした。

⑦レビンソンは、高齢期（晩年期）を［　　　］歳以上と捉えた。

⑧1989年に策定された「高齢者保健福祉推進［　　　］か年戦略」をゴールドプランという。

⑨1999年策定のゴールドプラン［　　　］は、活力ある高齢者像を目標とした。

⑩要介護認定二次判定の結果は、申請後［　　　］日以内に通知される。

（2）つぎの文章を読み、下線の数字が正しいものには○、誤っているものには×を書きなさい。　　［各2点・合計10点］

①要介護認定を更新した場合の有効期間は、原則的に12ヶ月である。（　　　）

②要介護認定の有効期間の更新は、満了日の90日前から申請できる。（　　　）

③介護老人福祉施設への入居は、原則的に要介護2以上でなければならない。（　　　）

④介護老人保健施設へは、要介護1以上であれば入居が可能である。（　　　）

⑤介護老人保健施設は、入所100人当たり、看護職員5人が指定基準である。（　　　）

（3）つぎの文章を読み、カッコ内の数字のうち、正しい方を○で囲みなさい。　　［各2点・合計10点］

①高齢者の体液量は、体重の約［　50　・　60　］％である。

②ハヴィガーストは、老年期の発達課題を［　4　・　6　］つ示した。

③介護予防事業の一次予防事業は［　65　・　75　］歳以上のすべての人が対象となる。

④介護老人福祉施設の指定には入所100人当たり看護職員［　2　・　3　］人を要する。

⑤グループホームでは、5～［　9　・　12　］人の認知症者が共同生活をする。

2 高齢者のアセスメントについての文章を読み、設問に答えなさい。

老化により身体的機能が低下しやすい高齢者にとって、ADL（日常生活動作）の評価は重要である。ADLを評価するツールとしては、 ① 項目について評価し、 ② 点を満点とするバーセルインデックスや、 ③ 項目について自立か介助に区別し、自立の項目数から ④ 段階に分類して評価するカッツインデックス、 ⑤ 項目を ⑥ 段階で評価するFIM（機能的自立度評価法）などがある。また、特に転倒や寝たきりの予防などに注意が必要な高齢者にとって、その運動機能・筋力を評価することも重要である。その評価には、0～ ⑦ までの段階で評価するMMT（徒手筋力テスト）や、目を閉じた状態での姿勢保持を ⑧ 分間観察して評価するロンベルグ試験などが用いられる。

(1) 空欄①～⑧に当てはまる数字を書きなさい。 [各3点・合計24点]

①	②	③	④
⑤	⑥	⑦	⑧

(2) FIMでの評価で満点となるのは何点か。 [3点]

①100点　　②114点　　③126点　　④156点　　（　　　）

(3) FIMにおいて、認知項目は何個からなるか。 [3点]

①5　　②8　　③10　　④13　　（　　　）

3 高齢者についての文章を読み、カッコ内の数字のうち、正しい方を○で囲みなさい。 [各3点・合計30点]

(1) 80歳代の腎糸球体ろ過率は、20歳代に比べ［ 0.5 ・ 2 ］倍ほどである。

(2) 老化によりまず聴きづらくなるのは［ 500 ・ 5,000 ］Hzの音域である。

(3) ［ 2030 ・ 8020 ］運動は、高齢者の歯の健康を推進するために行われた。

(4) 高齢者にとってより適切なベッドの高さは［ 20 ・ 50 ］cmである。

(5) 高齢者が安心して使用できる浴槽の高さは、［ 40 ・ 60 ］cm程度である。

(6) 入浴時、脱衣所と浴室の温度差は［ 0 ・ 10 ］℃位にしておくのがよい。

(7) 簡易計算による高齢者に必要な1日の水分量は［ 25 ・ 60 ］ml／kgである。

(8) 起床から就寝までに［ 6 ・ 8 ］回以上の排尿がみられる場合を頻尿という。

(9) 高齢者へ虐待する者のうち、息子の占める割合は約［ 20 ・ 40 ］％である。

(10) Zarit介護負担尺度は、［ 11 ・ 22 ］項目からなる評価法である。

27日目 老年看護学の数字② 高齢者と疾患

1 褥瘡についての文章を読み、設問に答えなさい。

おもに圧迫やずれ、摩擦によって局所の血行が妨げられ、虚血となって皮膚組織の壊死が起こる状態を褥瘡といい、同一姿勢での長時間の臥床により発生しやすくなる。褥瘡の予防には、定期的な体位変換やポジショニング、体圧分散器具の使用などが有効である。褥瘡の発生を予測するためには、褥瘡危険因子評価や、ブレーデンスケール、K式スケールなどの評価方法が用いられる。褥瘡危険因子評価は、 ① 項目について「あり」と「なし」で評価し、 ② つ以上当てはまれば褥瘡発生のリスクありとする。ブレーデンスケールは、知覚の認知や栄養状態などの ③ 項目を1点から ④ 点で評価し（「摩擦とずれ」の項目は1点～3点）、合計の最低点 ⑤ 点から満点の ⑥ 点で褥瘡の発生を予測する。合計点数が低いほど褥瘡の発生リスクが高いとされる。一方、発生してしまった褥瘡については、皮膚下層への深達度や創面の色調などにより分類される。褥瘡の評価スケールとしては、ステージⅠ（＝1）～ ⑦ までに分類するNPUAPの分類やSheaの分類、深さや大きさ、炎症の有無、ポケットの存在など、 ⑧ 項目から評価するDESIGN-Rなどが用いられる。

（1） 空欄①～⑧に当てはまる数字を書きなさい。　　　　　　　　　　　　　　　　　　　　　　[各3点・合計24点]

①	②	③	④
⑤	⑥	⑦	⑧

（2） 文中のカッコ内に当てはまる数字を書きなさい。　　　　　　　　　　　　　　　　　　　　[各4点・合計12点]

①原則的に［　　　　　］時間を超えない範囲で体位変換を行う。

②［　　　　　］度側臥位が褥瘡予防に効果的である。

③座位では［　　　　　］度ルールが褥瘡予防の基本である。

（3） つぎの文章を読み、下線の数字が正しいものには○、誤っているものには×を書きなさい。

[各2点・合計8点]

①ブレーデンスケールの評価14点は、病院における褥瘡発生の予測点である。　　　　　（　　　）

②ブレーデンスケールによる初回評価は、入院後24～72時間以内に行うとされる。　　（　　　）

③急性期ではブレーデンスケールを用い1週間ごとに採点し、褥瘡発生リスクを評価する。（　　　）

④K式スケールを用いる場合、慢性期では1ヶ月ごとに採点し、褥瘡発生リスクを評価する。（　　　）

2 認知症についての文章を読み、設問に答えなさい。

2012年時点では65歳以上の認知症の有病者は約 　ア　 万人とされていたが、2025年には 　イ　 万人にもなると予測されている。認知症は、かつて「ぼけ」や「痴呆症」などとよばれていたが、差別的な意味合いがあるとして、厚生労働省の通知により認知症とよばれるようになった。認知症の発症は多くが高齢者にみられるが、　①　歳未満で発症することもあり、これを若年性認知症とよぶ。

認知症の進行度を評価するためのツールとして　②　項目の質問からなり、満点　③　点の改訂長谷川式簡易知能評価スケールがある。合計点が　④　点以下の場合には、認知症の疑いが強いとされる。そのほかにも　⑤　項目からなり、最高点を　⑥　点とするMMSEや、　⑦　項目、最高　⑧　点で評価するNMスケールなどが認知症の評価スケールとして用いられる。

（1） 空欄①～⑧に当てはまる数字を書きなさい。　[各3点・合計24点]

①		②		③		④	
⑤		⑥		⑦		⑧	

（2） アとイに当てはまる数字の組み合わせはどれか。　[4点]

①ア：252　イ：350　　②ア：325　イ：400　　③ア：354　イ：600　　④ア：462　イ：700

（　　　）

（3） MMSEにおいて認知症の疑いがあるとされるのは何点以下か。　[4点]

[　　　　　　　　　　]

（4） NMスケールで重症の認知症とされるのは何点以下か。　[4点]

[　　　　　　　　　　]

3 つぎの文章を読み、空欄に当てはまる数字を書きなさい。　[各2点・合計20点]

（1） パーキンソン病を評価するホーン・ヤールの重症度分類は[　　　　]段階評価である。

（2） 大腿骨近位部骨折の程度の判定で用いられるガーデンの分類は[　　　　]段階からなる。

（3） 日本語版せん妄評価尺度98年改訂版は[　　　　]時間ごとにせん妄の重症度を評価する。

（4） せん妄評価尺度（ナース版）で[　　　　]点以上はせん妄発症の可能性が高いとされる。

（5） 日本語版NEE-CHAM混乱・錯乱スケールはせん妄の重症度を[　　　　]時間ごとに評価する。

（6） 皮下脂肪組織に達する褥瘡は、NPUAPの分類でステージ[　　　　]である。

（7） 褥瘡が真皮までにとどまっている場合、NPUAPの分類でステージ[　　　　]である。

（8） NMスケールにおいて[　　　　]点以上は正常とされる。

（9） 認知症高齢者の日常生活自立度でランク[　　　　]以上は見まもりが必要とされる。

（10） 改訂長谷川式簡易知能評価スケールの判定項目に[　　　　]つの言葉の遅延再生がある。

28日目 救急・急変・緊急時の看護に関する数字

1

胸骨圧迫に関する文章を読み、設問に答えなさい。※但し「JRC蘇生ガイドライン2015」に基づく。

心停止や呼吸停止、またはそれに近い状態に陥った人に対し施される心肺蘇生法のひとつに胸骨圧迫（閉鎖式心マッサージ）がある。胸骨圧迫は、① 次救命処置（BLS）のひとつであり、医療従事者のみならず習得しておきたい。その名の通り、胸骨の上から心臓を圧迫し、心臓機能の回復を試みる手技であるが、圧迫するテンポは毎分 ② ～ ③ 回、圧迫する強さは、成人で胸骨がおよそ ④ cm沈むくらいで、 ⑤ cmを超えない程度が適切とされ、小児では胸の厚さの ⑥ 分の1が沈むくらいを目安とする。また圧迫の力を十分伝えるためには、胸骨に対し、施術者の腕が ⑦ 度になるようにすることが重要である。さらに施術者が人工呼吸に関する技術と意思を有する場合には、胸骨圧迫と人工呼吸の割合を ⑧ ： ⑨ の比で行う。このとき呼気の吹き込みは、約 ⑩ 秒かけて行うのがよい。

（1） 空欄①～⑩に当てはまる数字を書きなさい。　　　　　　　　　　　　　　　　　[各3点・合計30点]

①		②		③		④		⑤	
⑥		⑦		⑧		⑨		⑩	

（2） 呼吸の確認は、何秒以内に行わなければならないか。　　　　　　　　　　　　　　　　　[6点]

[　　　　　　　　　　]

（3） 心停止や呼吸停止からどのくらい経過すると脳の損傷が不可逆的になるとされるか。　　　　　[4点]

　①1～2分　　　②3～4分　　　③6～7分　　　④8～10分　　　　　　　　（　　　）

2

救命救急処置について、下線の数字が正しいものには○、誤っているものには×を書きなさい。　[各2点・合計12点]

（1） 高度な医療器材を用い、医療職により行われるのが<u>一次</u>救命処置である。　　　　　　（　　　）

（2） 自動体外式除細動器は、電極パッドを<u>4カ所</u>に貼付して使用する。　　　　　　　　　（　　　）

（3） 一般的な成人へ経口で気管挿管を行う際、チューブ挿入の長さは約<u>15cm</u>である。　　（　　　）

（4） 体内の血液の約<u>20%</u>が失われると出血性ショックが起きるとされる。　　　　　　　（　　　）

（5） 体重60kgの成人では、およそ<u>3L</u>の出血で生命の危機的状態となる。　　　　　　　（　　　）

（6） 止血帯を継続的に使用する場合、<u>30分</u>に一度は緩めて血流を再開させる。　　　　　（　　　）

3 トリアージに関する文章を読み、設問に答えなさい。

　トリアージとは、大規模な自然災害や事故などが起こり、大勢の傷病者が発生した際に傷病者の状態を判別し、救命・処置・搬送の優先順位を決定することをいう。具体的には、トリアージタグとよばれる　ア　種類に色分けされた札を傷病者に装着し、優先順位を判別できるようにする。例えば黒のタグは救命の優先順位としては　イ　番目になり、黄色のタグは　ウ　番目となる。

(1) アに当てはまる数字を書きなさい。 [3点]
　　　　　　　　　　　　　　　　　　　　　　　　　　　　　　　　　（　　　）

(2) イに当てはまる数字を書きなさい。 [3点]
　　　　　　　　　　　　　　　　　　　　　　　　　　　　　　　　　（　　　）

(3) ウに当てはまる数字を書きなさい。 [3点]
　　　　　　　　　　　　　　　　　　　　　　　　　　　　　　　　　（　　　）

(4) 待機的治療群とされるタグをつけられた患者の救命の優先順位は何番目か。 [3点]
　　　　　　　　　　　　　　　　　　　　　　　　　　　　　　　　　（　　　）

(5) 意識消失、瞳孔散大、自発呼吸と心音が確認できない患者の優先順位は何番目か。 [3点]
　　　　　　　　　　　　　　　　　　　　　　　　　　　　　　　　　（　　　）

(6) 救助活動に参加しているが、下腿部に擦過傷がある患者の優先順位は何番目か。 [3点]
　　　　　　　　　　　　　　　　　　　　　　　　　　　　　　　　　（　　　）

4 つぎの文章を読み、カッコ内の数字のうち、正しい方を○で囲みなさい。 [各3点・合計30点]

(1) 瞳孔の大きさが [5 ・ 8] mm以上の場合、瞳孔散大とされる。

(2) 成人では、全身の血液量は体重の約1／[8 ・ 13] である。

(3) 精神障害者の措置入院の要否は原則 [2 ・ 3] 人以上の精神保健指定医が判断する。

(4) 精神保健指定医1人の判断で [24 ・ 72] 時間の緊急措置入院が可能である。

(5) PTSDは外傷を体験してから [2～3日 ・ 数週～数ヶ月] で発症することが多い。

(6) 幼児では、熱傷が体表の [10 ・ 20] ％以上に及ぶと生命の危機的状況となる。

(7) SIDSは、[1 ・ 5] 歳未満の児の突然死をもたらした症候群をいう。

(8) 救急病院群輪番制度は [1 ・ 2] 次救急を担うシステムである。

(9) 休日夜間救急センターは [1 ・ 3] 次救急を担う。

(10) 24時間救命救急センターは、第 [2 ・ 3] 次救急医療体制である。

29日目 意識レベルの判別トレーニング

1
意識レベルの判別に関する文章を読み、空欄①～⑤に当てはまる数字を書きなさい。 [各2点・合計10点]

意識レベルの判別を行うときに用いられる基準として、国際的に用いられるグラスゴーコーマスケールや日本独自のジャパンコーマスケールがある。グラスゴーコーマスケールは、開眼機能（E）、最良言語反応（V）、最良運動反応（M）という3つの項目ごとに患者の反応を評価し、合計点によって意識レベルを判別する。開眼は［ ① ］点から1点、言語反応は［ ② ］点から1点、運動反応は［ ③ ］点から1点といったようにそれぞれの項目を評価し、3項目の合計点数［ ④ ］点が最も重症度の低い患者＝軽症な状態となる。一方のジャパンコーマスケールは、刺激に対する反応の違いにより、意識レベルを［ ⑤ ］段階で判別する（意識清明の場合は除く）。

①	②	③	④	⑤

2
意識レベルの判別について、設問に答えなさい。

（1）ジャパンコーマスケールの判別基準について、空欄に当てはまる数字を書きなさい。 [各3点・合計18点]

①大声で呼びかけたら開眼し、覚醒した。　　　　　　　　［　　］―［　　］
②覚醒しているが、自分の名前や年齢をいうことができない。　［　　］―［　　］
③痛みを与えると少し手足を動かすなどかろうじて反応する。　［　　］―［　　］
④普通に呼びかけただけですぐに開眼した。　　　　　　　　［　　］―［　　］
⑤覚醒しているが、見当識障害がある。　　　　　　　　　　［　　］―［　　］
⑥痛みを与えるように刺激すると払いのけるようにした。　　［　　］―［　　］

（2）グラスゴーコーマスケールの判別基準について、空欄に当てはまる数字を書きなさい。 [各3点・合計18点]

①普通に呼びかけて開眼する場合は、開眼の項目を［　　］点と評価する。
②少し混乱したような会話をする場合、最良言語反応は［　　］点と評価する。
③理解不明の音声を発している状態は、最良言語反応を［　　］点とする。
④最良運動反応が［　　］点の場合、痛み刺激から逃げようとする運動を示す。
⑤痛みのある場所を認識している場合の最良運動反応は、［　　］点である。
⑥開眼も発語もないが、痛みに対し伸展運動を見せた場合、合計点数は［　　］点である。

3 つぎの事例の意識レベルをジャパンコーマスケールで判別しなさい。　　　　　[各8点・合計24点]

（1）脳に腫瘍があり、入院中の64歳女性。病室で意識レベルが低下した。医師が駆けつけ、刺激をしても覚醒しない。痛み刺激を与えても全く反応がみられない。

[　　　]－[　　　]

（2）オートバイの交通事故により搬送された16歳の男性。覚醒はしているが、名前を聞いても答えることができず、少し記憶障害がみられる。

[　　　]－[　　　]

（3）通勤中の電車内で胸痛を訴え、倒れこんだ20歳代とみられる女性。普通に呼びかけたときは開眼しなかったが、大声で呼びかけ、両肩を揺するようにして呼びかけると目を開ける。

[　　　]－[　　　]

4 つぎの事例の意識レベルをグラスゴーコーマスケールで判別しなさい。　　　　[各10点・合計30点]

（1）交通事故により搬送された20歳代男性。普通に呼びかけたが開眼せず、痛み刺激を与えるとわずかに開眼したが、すぐに目を閉じてしまった。質問したが答えず、「う～」とうなるような声を上げている。指先に痛み刺激を加えると手を引っ込めるようなしぐさをした。

開眼[　　　]点、言語反応[　　　]点、運動反応[　　　]点：合計点数[　　　]点

（2）急性の脳梗塞により搬送された76歳女性。開眼し、質問に対し多少の会話はできるが、「ここはどこ？」「掃除の途中なの」「早く帰らせて」と少し混乱している様子。「手を握ってください」という看護師の指示に対し、手を握り返してきた。

開眼[　　　]点、言語反応[　　　]点、運動反応[　　　]点：合計点数[　　　]点

（3）大量に薬物を摂取したと思われる38歳男性。呼びかけても痛み刺激を与えても開眼しない。「あーっ」や「うーっ」といった、叫ぶような声を発するだけである。痛み刺激を与えると身体を伸展させるような反応を示した。

開眼[　　　]点、言語反応[　　　]点、運動反応[　　　]点：合計点数[　　　]点

30日目 覚えておきたい基準値・診断基準

1 つぎの文章を読み、空欄に当てはまる数字を書きなさい。 [各3点・合計60点]

（1） 血液のpHの基準値は、［　　　］±0.05である。

（2） 1時間の赤血球沈降速度の基準値は、男性で2～［　　　］mmとされる。

（3） BMIの基準範囲は、［　　　］～25未満とされている。

（4） BMIは［　　　］が理想体重とされている。

（5） 男性で腹囲［　　　］cm以上は、メタボリック症候群の診断基準の1つである。

（6） 中性脂肪［　　　］mg／dL以上は、メタボリック症候群の診断基準の1つである。

（7） 尿酸値が［　　　］mg／dLを超えると高尿酸血症とされる。

（8） MRC息切れスケールは、息切れの重症度をグレード0～［　　　］に分類する。

（9） 更衣で息切れする場合はMRC息切れスケールでグレード［　　　］とされる。

（10） ヒュー・ジョーンズの分類では呼吸困難の重症度を1～［　　　］度に分類する。

（11） 1秒率が［　　　］％未満を示す場合、COPDが疑われる。

（12） フェイススケールは痛みの程度をイラストにより［　　　］段階で示す。

（13） エジンバラ産後うつ病調査票で［　　　］点以上は産後うつが疑われる。

（14） 法的脳死判定は、臓器移植に無関係な医師［　　　］人以上により行われる。

（15） 臓器移植のための法的脳死判定は［　　　］つの項目により行われる。

（16） 熱傷の深達度は、1～［　　　］度に分けられる。

（17） 成人の熱傷の受傷面積の算定は［　　　］の法則を用いる。

（18） 幼児の熱傷の受傷面積の算定は［　　　］の法則を用いる。

（19） アプガースコアは、［　　　］つの臨床所見で新生児の状態を判別する。

（20） アプガースコアで4点～［　　　］点が軽症仮死と評価される。

2 つぎの文章を読み、下線の数字が正しいものには○、誤っているものには×を書きなさい。　[各2点・合計20点]

(1) ヘモグロビン量<u>15g</u>／dLは、正常範囲である。　　　　　　　　　　　　　　（　　　）

(2) 成人男性のヘマトクリット値の基準値は、<u>35〜40%</u>とされる。　　　　　　　　（　　　）

(3) 白血球の数が1μLあたり<u>6,000個</u>以上の場合、異常とされる。　　　　　　　（　　　）

(4) HCO_3（重炭酸イオン）の基準値は<u>22〜26Eg／L</u>である。　　　　　　　　　（　　　）

(5) BUNの値が<u>40mg／dL</u>を超えると腎不全が疑われる。　　　　　　　　　　　（　　　）

(6) 男性のγ－GTP基準値は、<u>100IU／L</u>以下である。　　　　　　　　　　　　　（　　　）

(7) AST（GOT）、ALT（GPT）ともに<u>30IU／L</u>以下は正常範囲から外れている。（　　　）

(8) 血中カリウム値<u>6.0mEg／L</u>は低カリウム血症である。　　　　　　　　　　　（　　　）

(9) デューク法による出血時間が<u>3分</u>の場合、止血機能に異常はない。　　　　　　（　　　）

(10) プロトロンビン時間が<u>15秒</u>であれば基準範囲内である。　　　　　　　　　　　（　　　）

3 つぎの文章を読み、カッコ内の数字のうち、正しい方を○で囲みなさい。　[各2点・合計20点]

(1) 正常な場合、赤血球の数は男性で［　350　・　500　］万個／μL前後である。

(2) 血小板数の基準値は［　15　・　30　］〜40万／μLである。

(3) 空腹時血糖値の正常域は、70〜［　90　・　110　］mg／dLである。

(4) 総ビリルビン値［　0.8　・　2.4　］mg／dLは基準範囲内である。

(5) $PaCO_2$の基準値は、［　35〜45　・　80〜100　］mmHgである。

(6) 血清クレアチニン値が基準範囲なのは［　0.7　・　1.4　］mg／dLである。

(7) %肺活量の基準値は［　80　・　90　］%以上である。

(8) 安静時の呼吸数が毎分［　24　・　30　］回以上になると頻呼吸とされる。

(9) 脆弱性骨折がなくても骨密度のYAMが［　70　・　80　］%未満は骨粗鬆症とされる。

(10) 眼圧の正常値は、10〜［　17　・　21　］mmHgである。

SENKOSHA のメディカルドリル好評ラインアップ

学生への課題や宿題に最適！テスト形式で実力アップできるメディカル・ホームワーク

メディカル・ホームワーク

進級までにやっておきたい！
解剖生理学まとめドリル
― 人体の基本を総チェック ―

4週間速習！

監修　安谷屋均　前・沖縄県立看護大学教授　　編集　SENKOSHA メディカルドリル編集部
本体 1,300 円＋税　AB判／64頁＋別冊解答集　ISBN978-4-906852-13-0

解剖生理学の知識や理解力を確認するテスト感覚のドリルテキスト。28日分のテストで、進級までに押さえておきたい解剖生理学の知識を総復習できます。穴埋め問題や○×問題のほか、理由を述べる問題などに取り組むことで、より実践的な力が身につきます。休み期間中の宿題や毎日の予習・復習、進級前の確認テスト、そして試験対策などとしてご活用いただきたい内容です。

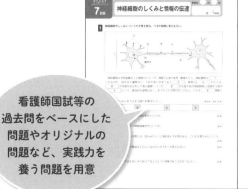

> 看護師国試等の過去問をベースにした問題やオリジナルの問題など、実践力を養う問題を用意

> 解答集では、重要語句を青字で示しているから、ポイントが一目でわかる！

> 理由や根拠を述べ、理解力を問う問題も数多く収載しているから実践的

CONTENTS

1日目　細胞の構造と機能	11日目　感覚器①　体性感覚と内臓感覚	21日目　免疫のしくみ
2日目　骨の構造と機能	12日目　感覚器②　特殊感覚	22日目　呼吸器の構造と機能
3日目　全身のおもな骨①（頭蓋骨・体幹骨・上肢骨）	13日目　内分泌系①　下垂体・甲状腺・副甲状腺	23日目　呼吸のメカニズム
4日目　全身のおもな骨②（下肢骨・関節）	14日目　内分泌系②　膵臓・副腎・性腺	24日目　消化管の構造と機能①　口～胃
5日目　筋の構造と機能	15日目　体液の成分と機能	25日目　消化管の構造と機能②　小腸・大腸
6日目　おもな骨格筋	16日目　身体の恒常性　体液・体温	26日目　肝臓・胆嚢・膵臓の構造と機能
7日目　神経細胞のしくみと情報の伝達	17日目　体液循環	27日目　泌尿器の構造と機能
8日目　脳と脊髄	18日目　血管の構造とおもな動脈・静脈	28日目　生殖器のしくみと受精・胎児の成長
9日目　大脳の構造と機能	19日目　心臓の構造と機能	
10日目　末梢神経の機能	20日目　リンパ系	

SENKOSHA のメディカルドリル好評ラインアップ

実習前に看護技術を徹底理解！
休み中の課題や宿題に最適なメディカル・ホームワーク

メディカル・ホームワーク

3週間速習　実習までにやっておきたい！

基礎看護技術まとめドリル

企画協力　諏訪赤十字看護専門学校
監修協力　登内秀子・伊藤睦美・石橋絵美

（各）本体 1,300 円＋税　AB 判／ 48 頁＋別冊解答集

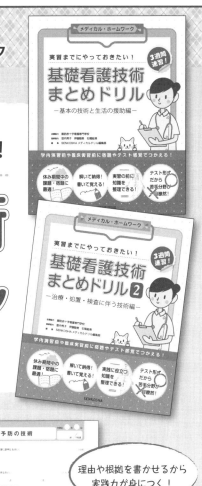

基礎看護技術の実践に必要な知識を振り返るテスト感覚のドリルテキスト。理由や根拠を考えながら解き、自分でまとめることで確実な知識が身につきます。詳しい解説集は別冊なので、毎日の予習・復習や実習前の知識確認テスト、そして休み中の課題などとして活用できる内容です。

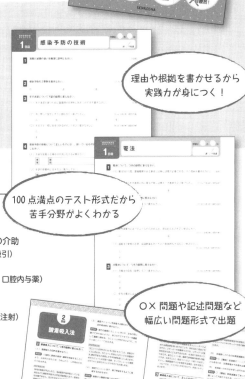

- 理由や根拠を書かせるから実践力が身につく！
- 100 点満点のテスト形式だから苦手分野がよくわかる
- ○×問題や記述問題など幅広い問題形式で出題
- 解答集には問題文も記載しているから効率的！

[1] 基本の技術と生活の援助編
ISBN978-4-906852-11-6

CONTENTS
- 1 日目　感染予防の技術
- 2 日目　脈拍測定
- 3 日目　血圧測定
- 4 日目　体温測定
- 5 日目　基本の体位とボディメカニクス
- 6 日目　体位変換
- 7 日目　ベッドメイキング
- 8 日目　臥床患者のリネン交換
- 9 日目　寝衣交換
- 10 日目　移乗・移送
- 11 日目　食事の援助
- 12 日目　経管栄養法
- 13 日目　口腔ケア
- 14 日目　洗髪
- 15 日目　全身清拭
- 16 日目　入浴
- 17 日目　陰部洗浄・陰部清拭
- 18 日目　床上排泄
- 19 日目　失禁のケアとオムツ交換
- 20 日目　導尿
- 21 日目　催下浣腸

[2] 治療・処置・検査に伴う技術編
ISBN978-4-906852-15-4

CONTENTS
- 1 日目　罨法
- 2 日目　酸素吸入法
- 3 日目　排痰法・ネブライザーによる吸入の介助
- 4 日目　一時的吸引（口腔内・鼻腔内・気管吸引）
- 5 日目　胸腔内持続吸引（胸腔ドレナージ）
- 6 日目　与薬の援助（与薬の基本・経口与薬・口腔内与薬）
- 7 日目　与薬の援助（直腸内与薬・外用薬）
- 8 日目　穿刺
- 9 日目　注射法（皮内注射・皮下注射・筋肉内注射）
- 10 日目　静脈内注射
- 11 日目　点滴静脈内注射・輸液
- 12 日目　静脈血採血
- 13 日目　輸血の援助
- 14 日目　血液に関する検査の介助
- 15 日目　尿検査・便検査・喀痰検査の介助
- 16 日目　消化管内視鏡検査の介助
- 17 日目　画像診断・心電図検査の介助
- 18 日目　急変時・緊急時・災害時の看護
- 19 日目　心肺蘇生法
- 20 日目　創傷の管理
- 21 日目　褥瘡の予防とケア

SENKOSHA のメディカルドリル好評ラインアップ

センモン（1000問）学校でレベルアップしよう！

レベル別 メディカルドリル

看護1000問学校
解剖生理学科

監修　安谷屋均　元・沖縄県立看護大学教授
編集　SENKOSHAメディカルドリル編集部

本体1,600円＋税　A5判／224頁
ISBN978-4-906852-08-6

解剖生理学の知識を1000問もの問題を解きながら学習するドリル。レベル1、2、3と難易度ごとに設けられた各300問によって、初学者でも一歩ずつ無理なくレベルアップが可能です。また、卒業試験として設けられた試験さながらの4択問題で、確実な知識が身につきます。問題は一問一答式の○×問題、判型はコンパクトなA5判だから、いつでもどこでも取り組みやすく、テンポよく学習できます。

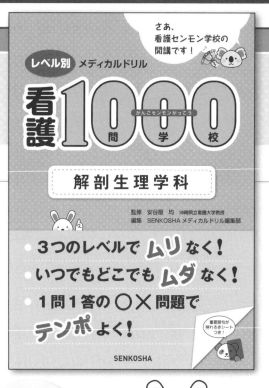

今までにないレベル別構成！
例題のように同じ内容を問う問題でもより深い理解が必要になります。

初級編　まず覚えておきたい基本レベル
レベル1の初級編では、初歩の初歩を確認！
例題：グルカゴンは副腎皮質ホルモンである
→まずは基本的な構造や機能についての理解を求める問題です。

中級編　准看護師資格試験問題レベル
レベル2の中級編では、問題がレベルアップ！
例題：グルカゴンは血糖が低下すると分泌される
→構造や機能についてしっかりとした理解を求める問題が多くあります。

上級編　看護師国家試験問題レベル
レベル3の上級編では、より深い理解を求める問題に！
例題：グルカゴンはグリコーゲンの分解を促進する
→確実な知識に裏付けされた理解力、応用力が求められる問題ばかりです。

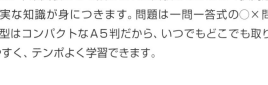

左頁に問題、右頁に解答・解説を収載！
10問ごとに見開きで学習できるからテンポよく学べるよ。

重要語句と答えは赤字になっているよ！
赤い文字だけ隠れる赤チェックシートがついているから苦手項目は何度もチャレンジ！

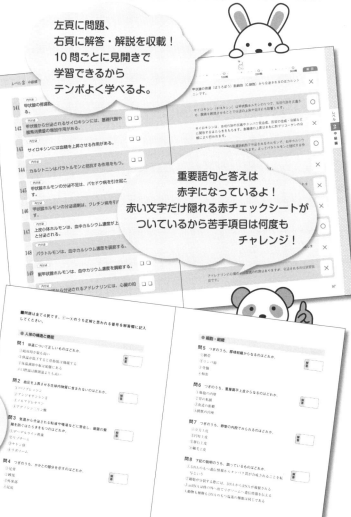

レベル1〜3の各300問、合計900問をクリアしたら、卒業試験の100問に挑戦しよう！
4択問題だから模擬試験感覚で実践的！

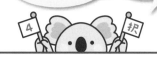

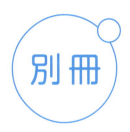

メディカル・ホームワーク

30日間特訓！ 看護学生が覚えておきたい！

数字・数値まるごとドリル

― 試験・実習・実践に役立つ数字 ―

解答と解説

編　集　SENKOSHA メディカルドリル編集部

SENKOSHA

メディカル・ホームワーク

看護学生が覚えておきたい！

数字・数値まるごとドリル
―試験・実習・実践に役立つ数字―

30日間特訓！

別冊 解答と解説

編集｜SENKOSHA メディカルドリル編集部

CONTENTS

日目	項目	ページ
1日目	看護の法律・規定に関する数字	4
2日目	医療提供施設に関する数字	5
3日目	社会保障に関する数字	6
4日目	国民の動向と健康に関する数字	8
5日目	人体の数字① 骨・関節・筋	9
6日目	人体の数字② 呼吸器と呼吸	11
7日目	人体の数字③ 心臓と血管	12
8日目	人体の数字④ 消化器と消化	13
9日目	人体の数字⑤ 中枢神経と末梢神経	15
10日目	看護技術の数字① 注射に関する数字	16
11日目	看護技術の数字② 呼吸のケアと管理	18
12日目	看護技術の数字③ 血圧測定・採血・輸血	19
13日目	看護技術の数字④ 活動・休息・安楽	20
14日目	看護技術の数字⑤ 食事の援助と栄養法	21
15日目	看護技術の数字⑥ 排泄のしくみと援助	22
16日目	栄養について覚えておきたい数字	24
17日目	さまざまな理論に関する数字	26
18日目	看護の歴史に関する数字	27
19日目	母性看護学の数字① 受精と胎児の成長	28
20日目	母性看護学の数字② 妊娠と出産	29
21日目	母性看護学の数字③ 産褥期と新生児	31
22日目	母性看護学の数字④ 不妊・先天異常	33
23日目	小児看護学の数字① 児童福祉と母子保健	34
24日目	小児看護学の数字② 成長・発育と評価	36
25日目	小児看護学の数字③ 子どもの食事と栄養	37
26日目	老年看護学の数字① 高齢者と生活	38
27日目	老年看護学の数字② 高齢者と疾患	40
28日目	救急・急変・緊急時の看護に関する数字	42
29日目	意識レベルの判別トレーニング	44
30日目	覚えておきたい基準値・診断基準	45

はじめに

　解答・解説集は別冊になっています。まずは解答を見ずに自分の力で解いてみましょう。本書はすべて「数」に関する問題で構成されていますが、○×**問題や択一問題、穴埋め問題の他に、用語を説明する問題なども用意**しており、幅広い角度から学習できるように工夫しております。本体ドリルでは、問題文を読みながら、「数」以外の重要事項も理解しながら学ぶことができるようになっていますが、さらに解答集でも、なるべくポイントとなる項目を押さえながら解説していますので、**採点をしながら、一つ一つの問題をしっかりと振り返り、解きなおして、自分自身で理解する**ように学習しましょう。

　解答集を見て、もっと知りたくなったことや疑問に思うことは教科書や参考書等で調べたり、担当の先生に質問するなど、知識を深めていきましょう。問題文を読み、自分で考え、答えを書き、わからなかったことや疑問に思うこと、もっと知りたいことをさらに学習することで確実な知識が身につき、ぐんぐん力がつくはずです。

　看護学の授業や試験では多くの数字や数値を目にします。それらをただ丸暗記をするのではなく、**出てきた「数」に関心を持ち、ときに驚いたり、なるほどと思ったり、過去の出来事に思いをはせたり、そして将来のことを考えたりしながら学習**するとよいかもしれません。

　本書の解答・解説の内容は、新しいデータやさまざまなテキストの見解、国家試験等の正答などを元にしておりますが、データの更新や文献等によって数値や基準値、根拠などに違いがみられる場合もございます。疑問点などはその都度確認してください。なるべく共通した概念や新しい考え方などを収載すべく最善の努力をいたしておりますが、本書の記載内容における損害や事故などにつきましては、監修者、出版社はその責を負いかねますのでご了承ください。

看護の法律・規定に関する数字

1

(1) ①1948
②2001
③4
④1

解説 法律の名称と同時に、保健婦や助産婦、看護婦、看護士などとよばれていた名称も、保健師、助産師、看護師に改められました。保助看法は、保健師、助産師、看護師、准看護師の4つの看護職について規定します。

(2) ①第42条の2
②第9条
③第42条の3
④第5条
⑤第31条
⑥第21条

解説 主要な条文と規定内容を覚える意味でも、保助看法に目を通しておきましょう。

(3) ①×
②○
③×
④○
⑤×
⑥×
⑦○
⑧○

解説 ①の守秘義務違反は、6か月以下の懲役もしくは、10万円以下の罰金（第44条の3）です。③の名称独占規定は、2006年公布、2007年施行です。④は第33条に定められています。免許を持ちながら仕事をしていない場合には、都道府県のナースステーションに届け出ることになっています。⑤は、5年ではなく7年です。当初は10年の業務経験が条件でしたが、2018年4月より7年に短縮されました。⑥の助産師の守秘義務は、ほかの看護職と異なり医師や薬剤師、弁護士等と同じように刑法（134条）の適用を受けます。⑧は第29条に規定されますが、保健師に業務独占規定はありません。

2

(1) ①4
②14
③7
④24

解説 法令では、妊娠4か月（12週）以降の死児の出産を死産とよびます。保助看法の第41条では、助産師が死産の異常を判断した場合の警察への届け出を規定しています。

(2) ①5年
②2年
③2年
④5年
⑤2年
⑥3年

解説 診療録（カルテ）の保存は医師法の第24条に規定されています。看護記録や病院日誌、院内処方箋、検査記録等の保存は医療法に基づき保存期間が決められています。助産録の保存は保助看法（第42条）、調剤薬局での処方箋の保存は薬剤師法に定めがあります。

3

(1) ①8
②40
③45
④60
⑤1
⑥4

解説 労働基準法において、①②は第32条、③④は第34条、⑤⑥は第35条に規定されます。

(2) ①
解説 65条は出産前の女性の休業請求、67条は女性の育児についての定めです。

(3) ①8
　　②6
　　③1
解説 ①と②は労働基準法65条、③は67条に規定されています。多胎妊娠の場合には、14週以内に出産する予定の女性が休業を請求できるとしています。命の現場で働く医療職は、時として時間に関係ない勤務が必要な場合もあります。しかし医療職が健康であってこそ医療を提供できます。そのためにも労働について考えておくとよいでしょう。

2日目 医療提供施設に関する数字

1

(1) ①1
　　②0
　　③19
　　④20
　　⑤200
　　⑥24
　　⑦400
　　⑧16
解説 病院はその機能、役割から、診療所を含む一般病院、地域医療支援病院、臨床研究中核病院、特定機能病院、そして精神病院、結核病院に分類されます。

(2) ②
解説 厚生労働省の医療施設動態調査によれば、平成27年の時点で診療所を除く全国の病院数は8,480施設、平成28年の時点で8,440施設（概数）で、若干減少傾向です。そのうち、地域医療支援病院は538施設にのぼります。診療所は約10万施設です。

(3) ③
解説 厳しい設置条件のある特定機能病院は、平成29年6月時点で85施設になりました。

(4) ③

(5) ②

(6) ③
解説 医療法の第2条の2により、助産所は産婦または褥婦を10人以上入所させる施設を有してはならないとされています。

2

(1) ④
解説 病床面積は、既設では4.3m²以上です。

(2) ②
解説 廊下の幅は、両側居室の場合は2.1m²以上となります。

(3) ②
解説 窓の面積は、患者の気分や治癒力を高めるためにも、採光や換気をしやすいように大きめに定められています。

(4) ①

(5) ②
解説 看護職の人員配置基準は医療法に定められています。特定機能病院以外の一般病床では患者3人に看護職員1人が基準とされますが、特定機能病院では患者2人に対して看護職員1人とされます。

(6) ④
解説 実質配置とは、雇用されている人数ではなく、実際に勤務している人数を意味します。

(7) ②
解説 外来は特定機能病院も一般病院も同じです。看護職員や医師の配置基準は試験に出題されることもありますので、特に覚えておきましょう。

3

(1) 4
解説 聖ファビオラは、熱心なキリスト教信者で、慈愛に基づく看護により弱者の救済を行いました。

(2) 四
解説 聖徳太子の時代には、現在の医療施設の原型ともいえる悲田院、施薬院、敬田院、療病院の四箇院（しかいん）がつくられました。

(3) 10

(4) 2

(5) 5
解説 病床は、一般病床、療養病床、精神病床、感染症病床、そして結核病床という5つに区分されます。

(6) 2000
解説 老人保健施設は、2000年の介護保険制度の開始により、介護保険で利用できる施設となりました。

MY NOTE

3日目
社会保障に関する数字

1

(1) ①3
②2
③2008（平成20）
④75
⑤1
⑥65
⑦74
⑧70
⑨2
⑩3

解説 高齢者医療制度は、75歳以上の後期高齢者と、寝たきりなど一定の障害をもつと認められた65～74歳の高齢者を対象とする枠組みです。2008年に開始された制度ですが、高齢者の急増により、財源の確保が問題となり、現役世代の負担や高齢者の自己負担率も増加傾向にあります。平成26年4月より、70歳以上の高齢者の自己負担は2割になりましたが、平成26年3月31日以前に70歳に達した人は、以前の自己負担率1割が適用されています。

(2) ①
解説 1958年に制定された国民健康保険法が1961年に改正され、自営業など被用者保険の適用を受けない人にもすべて、医療保険すなわち国民健康保険への加入を義務付けるようになりました。これをもって国民皆保険の実現とします。

(3) ④
解説 日本国憲法第25条は、生存権ともよばれます。

(4) ③

(5) ④
解説 国民医療費は、平成26年度で約40兆8,071億円、さらに平成27年度では41兆円を超えています。年々増加傾向で、国民一人一人の医療費負担の増加（平成26年度では、一人当たり約32万円）が問題となっています。

(6) ④
解説 医療費や年金、福祉費用なども含めた社会保障費の総額も平成26年度で112兆1,020億円と、やはり増加傾向にあります。

2

(1) ①2000（平成12）
　　②40
　　③65
　　④40
　　⑤64
　　⑥7
　　⑦5
　　⑧1
　　⑨2
　　⑩3

解説 超高齢化社会である日本で大きな問題となっている介護を、社会全体で支えていこうと始まったのが介護保険制度です。

(2) ②
解説 2017年の時点では、第2号被保険者が介護保険の適用を認められる疾患として、末期がんや関節リウマチ、骨折を伴う骨粗しょう症、パーキンソン病関連疾患、脳血管疾患、筋萎縮性側索硬化症など、16の疾患があります。

(3) ④
解説 2000年の開始当初、介護保険の給付にかかる費用は、約3.6兆円でしたが、平成25（2013）年度では9.4兆円を超え、平成27（2015）年度では9.8兆円となり、そして平成29（2017）年度では10兆円近くにも上るとされます。さらに2025年には20兆円以上にもなるとの試算があります。給付費用の増大は介護保険料にも反映され、また自己負担の上昇にもつながる問題です。

3

(1) ①20
　　②60
　　③25
　　④10

解説 年金（老齢年金）の給付は、原則65歳から受けることができます。日本国内に住所を有する20歳以上60歳未満の者で、第2・3号被保険者以外を第1号被保険者といい、具体的には自営業者や農業・漁業者とその家族、学生、無職者などを指します。

(2) 第2号被保険者
解説 国民年金の加入者のうち、厚生年金または共済年金の被保険者を第2号被保険者といい、具体的にはサラリーマンや公務員がこれにあたります。そして第2号被保険者の被扶養配偶者は第3号被保険者とよばれます。

(3) ②
解説 平成26年度では、年金給付費用の総額は、社会保障費の約半分を占める54兆3,429億円ですが、他の社会保障費同様、年々増加傾向です。年金負担額の増加や給付年齢の引き上げなども議論されているのが現状です。

MY NOTE

4日目 国民の動向と健康に関する数字

1

(1) ③
解説 平成28年10月1日のデータでは、1億2,693万人（男6,176万6千人、女6,516万7千人）となっています。

(2) 15歳～64歳

(3) ②
解説 男女ともに過去最高を記録しています。国・地域別にみると、男女ともに1位の香港のほか、スイス、アイスランド、スペイン、イタリア、シンガポール、フランスなどが長寿国となっています。ちなみに平均寿命とは、その年に生まれた0歳児の平均余命のことです。

(4) ②
解説 年間出生数は、昭和22～24年の第一次ベビーブームでは約270万人（昭和24年）、昭和46～49年の第二次ベビーブームでは約201万人（昭和48年）でした。

(5) （解答例）1人の女性が一生に産む子どもの数を示すもので、15～49歳の女性の年齢別出生率を合計したもの。
解説 現在の日本では、世代別で30～34歳の年齢別出生率が最も高くなっており、高齢出産の傾向があります。

(6) ①
解説 平成27年の合計特殊出生率は平成26年の1.42に比べわずかに上昇したものの、人口を維持するためのボーダーラインとされる2.07には、はるかに及びません。概算ですが平成28年では1.44とされています。

(7) ③
解説 高齢化率は著しい速さで上昇し、現在は世界最高になっています。

(8) 5年
解説 日本国内に住むすべての人及び世帯を対象とする、国で最も重要な統計調査が国勢調査で、国内の人口や世帯の実態を明らかにするために5年に1度行われます。平成27年に行われた調査では、人口は約1億2,711万人で、大正9年の調査開始以来、初めて減少を示しました。平成27年の出生数は、前年よりわずかに増加したものの100万人程度であり、やはり少子化傾向にあります。

2

(1) ①
解説 平成27年は5年ぶりに増加しましたが、平成28年には97万7千人（概数）ほどと、再び減少しています。

(2) ア：22　イ：1　ウ：1000
解説 医療水準の高いわが国では、周産期死亡は非常に少ないですが、出生数が少ないため人口、特に子どもの数が減少傾向にあります。

(3) ③
解説 平成27年の死亡数は約129万人ですが、そのうち7割以上を75歳以上が占めることからも、日本が世界最高水準の長寿国であるといえます。平成28年は130万人を超えます。

(4) 2位
解説 10～14歳の死因の1位は不慮の事故で、2位が自殺ですが、15歳以降になると自殺が1位になります。いじめや進学問題などで悩み、死を選んでしまう傾向があります。

(5) ③

解説 死因としてもっとも多いものは悪性新生物、すなわちがんで、死亡数全体の28.7％に上ります。これは約3.5人に1人ががんで亡くなる計算です。がんの部位別の死因は、現在、男性では肺がんが最も多く、胃がん、大腸がんと続きます。

(6) ②

解説 現在、女性では大腸がんが最も高く、肺がん、胃がんと続きます。

3

(1) (①ア)→(②イ)→(③エ)→(④ウ)

解説 世界保健機関（WHO）は、1946年に「健康とは、病気ではないとか、弱っていないということではなく、肉体的にも、精神的にも、そして社会的にも、すべてが満たされた状態にあることをいう」として、健康に対する定義づけを行いました。健康の維持を基本的人権の1つと捉え、さまざまな健康づくりの取り組みをプライマリヘルスケアといい、それを提唱したアルマ・アタ宣言は1978年に採択されました。人々が自ら健康をコントロールし、改善できるようにするためのプロセスであるヘルスプロモーションを述べたオタワ憲章は、1986年の採択です。世界的に猛威をふるった感染症である天然痘の根絶宣言は、1980年に出されました。

(2) ①1
②2
③1
④3
⑤1
⑥1

解説 病気の予防には、健康を増進し、まずは病気にならないようにする1次予防（生活習慣の見直しや予防接種など）、早期発見や早期治療を心掛ける2次予防（がん検診、人間ドックなど）、そしてリハビリテーションなどを行うことにより、身体の機能回復に努め、社会復帰をしたり、疾病の再発を防止する3次予防があります。

5日目

人体の数字①
骨・関節・筋

1

(1) ①15
②23
③32
④34
⑤12
⑥12
⑦8
⑧5
⑨7
⑩5 ※③と④は順不同

解説 頭蓋骨は、頭頂骨や前頭骨などの脳頭蓋と、蝶形骨や上顎骨、下顎骨、頬骨などの顔面頭蓋からなります。脊椎、いわゆる背骨は、7個の頸椎、12個の胸椎、5個の腰椎、5個の仙椎、そして3～5個の尾椎（個人差があります）からなります。手根骨は舟状骨、月状骨、三角骨、豆状骨、有鈎骨、有頭骨、小菱形骨、大菱形骨の8個（両手で×2）からなり、足根骨は距骨、踵骨、舟状骨、立方骨、内側楔状骨、中間楔状骨、外側楔状骨の7個（両足で×2）からなります。

(2) ③

解説 生まれたときには300個以上の骨がありますが、成長につれて骨同士が癒合（組織的に結合すること）するなどして、成人になると200個ほどになります。主要な骨の名称と位置、数などは覚えておきましょう。

(3) 2

解説 脊椎のうち、頸部を回転させる軸となるのが第2頸椎＝軸椎で、回転するはたらきを担うのが第1頸椎＝環椎です。

(4) 7
【解説】真肋は胸骨と直接連結している肋骨をいいます。胸骨と直接連結していない第8〜12肋骨を仮肋とよびます。

(5) ②
【解説】指骨は、母指だけが2個、他の指は3個の骨からなります。これは足の指でも同様です。

(6) ①
【解説】寛骨は、腸骨、坐骨、恥骨が癒合して形成される骨です。寛骨は、仙骨、尾骨とともに骨盤を構成します。

2

(1) ①ア
　　②エ
　　③カ
　　④ウ
　　⑤エ
　　⑥イ
　　⑦ア
　　⑧カ

【解説】関節を動かないように固定したとき、最も日常生活に影響が少ないとされる関節の角度を良肢位といいます。例えば膝関節が0度、すなわちまっすぐに伸びた状態で固定されてしまうと、階段の昇降などが非常に行いにくくなってしまいます。看護技術の実践のためにも、各関節の良肢位は覚えておきましょう。

3

(1) 5個

(2) 5個

(3) 1歳
【解説】大泉門は、前頭骨と左右の頭頂骨が合わさる部分にみられる隙間です。出産のときには頭部の骨はとくに自由度が高く、頭蓋の大きさを小さくし、産道を通過しやすくなるようにします。1歳半ごろにはほとんどの児で閉鎖します。

(4) 3個
【解説】耳小骨は中耳をなす骨で、外耳から伝わる空気の振動を増幅し、内耳へと伝達するはたらきを持ちます。

(5) 第4
【解説】ヤコビー線は、腰椎穿刺を行う際の目安となる線です。

(6) 400個

(7) 二頭
【解説】上腕二頭筋はいわゆる力こぶをつくる筋です。反対に肘関節を伸展させるのは上腕二頭筋に拮抗する上腕三頭筋です。

(8) 三頭

(9) 二頭
【解説】大腿四頭筋は、膝関節を伸展させたり、股関節を屈曲させるはたらきをもつ、人体でもっとも力のある筋です。

(10) 11対
【解説】12対の肋骨同士の間にあるのが肋間筋で、呼吸運動を担います。

6日目 人体の数字② 呼吸器と呼吸

1

(1) [①3]
　　[②2]

解説 右肺は上葉、中葉、下葉の3つの葉、左肺は上葉、下葉の2つの葉からなります。肺に進入した気管支は、それぞれの葉に向かうように右気管支は3本、左気管支は2本に分岐し、その後それぞれが無数に枝分かれします。

(2) ④

(3) ②

(4) ③

解説 太さは成人で1.5～2cmほどですが、自律神経のはたらきにより、その太さが調節されます。

(5) ④

解説 肺胞の数は、生まれたときには4,000～5,000万個といわれ、成長とともに増えていきます。新生児や乳児の呼吸数が多いのは、肺胞が未完成で少ないため、ガス交換の効率が低いからです。

(6) ③

解説 肺胞をすべて拡げたとすると、およそ100m²（10×10m）にものぼるとされます。一つひとつの肺胞は微細なものですが、このような広い表面積を確保することでガス交換を効率的に行うことができるのです。

(7) ①

2

(1) ②

解説 呼吸数は新生児、幼児、学童期、成人期と基準値が異なりますので、覚えておきましょう。

(2) ②

解説 1回換気量、肺活量、残気量などはその意味と基準値をしっかりと覚えておきましょう。

(3) ②

(4) ②

解説 女性では3,000～4,000mlが基準値とされます。

(5) ④

解説 残気量と肺活量を合わせたものが全肺気量となります。

3

(1) 2

(2) 10

解説 肺は大きく葉に分かれ、さらに区域に分けられます。喀痰などの異物が肺に貯留しているときには、その場所が区域によって表されます。右肺は上葉が3つ、中葉が2つ、下葉が5つの計10区域に、そして左肺は上葉が4つ、下葉が4つもしくは5つの計8～9区域に分けられます。

(3) 2

解説 胸膜は、漿液（さらさらした液体）を分泌する漿膜です。この漿液により呼吸によって動く肺の摩擦を抑え、呼吸運動が妨げられないようになっています。

(4) 25

解説 気管支の分岐角度は、右の気管支で体軸に対し約25度、左の気管支で約45度です。右の気管支は太く短く、急な角度で肺に進入するため、

例えば異物を誤嚥した時には右の気管支に入りやすくなります。

(5) 50

(6) 8,000
解説 1分間に肺に出入りする空気量が毎分肺換気量です。1回換気量が500mlほどで、1分間の呼吸数が15〜20回程度なので、計算すれば答えの目安が求められます。

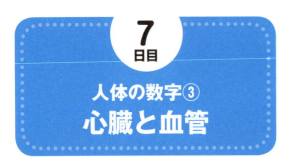

7日目 人体の数字③ 心臓と血管

1

(1) ①4
　　②2
　　③3
　　④3
解説 心臓は右心室、左心室、右心房、左心房という4つの部屋（心腔）に分かれています。大きさはその人の握りこぶしより少し大きいくらいで、胎児期から絶え間なく動き続ける高性能のポンプが心臓です。左房室弁は、2枚の弁膜からなり、二尖弁ともよばれ、3枚の弁膜からなる右房室弁は三尖弁ともよばれます。

(2) ②
解説 左右の肺の間（縦隔）にあり、正中線よりやや左に位置します。

(3) ③

(4) ③

(5) ③
解説 正常な成人で1回の拍動で70mlほどの血液を押し出し、1分間に70回程度拍動します。よって毎分5L近くの血液を絶えず全身へと循環させていることになります。

(6) 3層
解説 心臓壁は、外側から心外膜、心筋層、心内膜の3層です。

(7) 2枚
解説 心臓を覆い、漿液を分泌する漿膜である心膜は、臓側心膜と壁側心膜の2枚構造です。

2

(1) 2
解説 右心房には、上下の大静脈に加え、心臓の表層を走行する冠状静脈洞が開口します。

(2) Ⅰ (1)

(3) Ⅱ (2)
解説 心室が収縮を始めるときに聴かれる房室弁（僧帽弁と三尖弁）の閉鎖音が心音の第Ⅰ音で、反対に心室が拡張を始めるときに聴かれる肺動脈弁と大動脈弁の閉鎖音が心音の第Ⅱ音です。

(4) 3

(5) 3
解説 動脈も静脈も外膜、中膜、内膜の3層構造です。動脈は中膜が特に厚いため、静脈に比べ血管壁が厚く、弾力があります。

(6) 3
解説 大動脈弓からは、右から腕頭動脈、左総頸動脈、左鎖骨下動脈の3本が分岐します。

(7) 4
解説 脳へ向かい、脳へ血液を供給する動脈は内頸動脈と椎骨動脈の2本で、左右合わせると4本

です。

(8) 2
解説 2本の臍動脈は胎児から胎盤へ向かう血管です。動脈とよばれますが内部を流れるのは胎児が排出した二酸化炭素や老廃物を多く含んだ静脈血です。

(9) 1
解説 臍静脈は胎盤から胎児へ向かう血管で、母体からの酸素や栄養を胎児へと供給します。そのため胎児循環において、最も酸素飽和度の高い血液が流れます。

(10) 100
解説 反対に毎分60回以下の場合を徐脈といいます。

3

(1) ✕
解説 脈拍/分は、新生児で120～140回、乳児で120～130回、学童で80～90回、成人で60～80回程度が基準値とされます。

(2) ○
解説 脈圧とは収縮期血圧と拡張期血圧の差です。

(3) ✕
解説 心音第Ⅰ音は、Q波終了時に発生する音です。T波終了時に発生するのは第Ⅱ音です。

(4) ✕
解説 大動脈弓は、最上部が第2胸椎付近まで達し、下行して第4胸椎付近までをいいます。

(5) ○

(6) ○

(7) ✕

解説 冠状動脈は、右冠状動脈と左冠状動脈に分かれ、さらに左が2本に分岐するため、合計3本が心臓の表面を走行し、心臓に酸素を供給します。

(8) ✕
解説 門脈圧は、通常8mmHg程度と非常に低くなっています。そのため門脈圧亢進症により門脈の血圧が上昇するとさまざまな弊害が現れます。

(9) ✕
解説 ヒトの血管をすべてつなぎ合わせると約10万kmにもなる計算です。

(10) ○

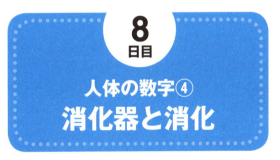

8日目 人体の数字④ 消化器と消化

1

(1) ①20
②32
③3
④4
⑤三 (3)
解説 顎下腺、耳下腺、舌下腺を三大唾液腺といい、そのうち唾液の分泌量が最も多いのは顎下腺で、唾液量のおよそ70％を分泌します。また最大の大きさが耳下腺で、両頬の内側の粘膜に開口し、唾液を分泌します。

(2) ①
解説 舌乳頭は、糸状乳頭、茸状乳頭、有郭乳頭、葉状乳頭の4種類があります。そのうち糸状乳頭以外には味細胞で形成される味蕾があります。

(3) ②
解説 味覚の基本要素は、甘味、辛味（塩味）、苦味、酸味に、うま味を加えた5つです。

2

(1) ①ウ
②カ
③ア

解説 食道には、咽頭との境界部、気管分岐部、横隔膜貫通部の3カ所に生理的狭窄部（せまくなっている場所）があり、食物の逆流を防いでいます。

(2) ④
解説 約25cmほどの食道を通った食物は胃との接続部である噴門を通り、胃へ運ばれます。

(3) ①
解説 胃からは強い酸性の胃液が分泌され、食物をドロドロの状態に溶かします。

3

(1) ①エ
②ク
③カ
④エ
⑤オ
⑥ア

解説 小腸ではおもに栄養、水分を吸収し、大腸は食物残渣からさらに水分、ミネラルなどの必要物質を再吸収して便をつくり、排便のために移送します。小腸は大きく十二指腸、空腸、回腸に分けられ、大腸は盲腸、結腸、直腸に分けられます。さらに結腸は、上行結腸、横行結腸、下行結腸、そしてS状結腸に分けられます。

(2) ④
解説 多くの水分は小腸で吸収され、残りが大腸で吸収されて便がつくられます。

(3) ④

解説 多くの消化酵素を含む腸液は消化を助けるだけでなく、弱アルカリ性のため、胃液によって酸性になり腸へ運ばれる食物を中和し、腸壁を守るはたらきがあります。

4

(1) 70

(2) 1/3
解説 食道の上側1/3は随意筋である骨格筋で形成されています。そのため食道上部までの嚥下運動はある程度意識的に制御することができます。食道の1/3以降からは、嚥下された食物は不随意に胃へと向かっていきます。

(3) 1,600

(4) 12
解説 赤血球の産生に必要なビタミンB_{12}が小腸で吸収されるには、胃から分泌される内因子というタンパク質が不可欠です。そのためビタミンB_{12}や内因子の欠乏は、正常な赤血球の不足が原因の悪性貧血を引き起こします。

(5) 3,000

(6) 1,200
解説 肝臓は成人で1,200gほどもある非常に大きな器官で、腹部の右側の大部分を占めています。500以上ともいわれる多くのはたらきを有しています。

(7) 50
解説 肝細胞の集まりである肝小葉がさらに50万個程度集まり、肝臓が形成されています。

(8) 800
解説 胆汁は、肝臓でつくられて胆嚢に運ばれ、濃縮されます。胆嚢から十二指腸へ送られ、脂肪の消化を助けます。

(9) 15
解説 膵臓は成人で長さ15cm、重さ70g程度の大きさです。

(10) 8.0
解説 膵臓は消化を助ける膵液を分泌するほか、インスリンやグルカゴンを分泌し、血糖を調節するはたらきももちます。

9日目
人体の数字⑤
中枢神経と末梢神経

1

(1) ①3
　　②3
　　③4
解説 脳と脊髄を中枢神経といいます。それぞれを覆う髄膜は、外側から硬膜、クモ膜、軟膜の3層構造です。脳は、脳脊髄液に浮かんだような状態にあり、外部からの衝撃を直接受けにくいようなしくみになっています。

(2) ①
解説 成人の場合、脳脊髄液は側脳室や第3・第4脳室にある脈絡叢という部分から1日に400ml程度分泌されますが、総量は140mlほどです。

(3) ②
解説 全身の器官を制御するのが脳です。頭蓋骨に収まり、守られています。

(4) ①
解説 脊髄は脊柱管の中に収まり、守られています。

(5) ③
解説 直径は平均して1cmほどですが、末梢神経が集まる頸部と腰部では他に比べて太くなっています。これを頸膨大、腰膨大とよびます。

2

(1) 90
解説 本能的な行動を担い、下等生物にも備わる原始的な脳が大脳辺縁系で、それを覆うように高度な生物で発達したのが大脳新皮質です。高度な知的活動を司る部分で、ヒトでは著しく発達しています。

(2) 2
解説 大脳縦裂は、脳を左右に分ける大きな溝で、右側を右脳、左側を左脳といいます。

(3) 52
解説 大脳の部位によって司る機能が異なることを地図として表し、52の領域に区分したのがブロードマンで、これを脳機能局在論といいます。

(4) 4
解説 ブロードマンの1の領域は感覚野で、体性感覚の中枢を担い、4の領域は運動野で、随意運動の中枢です。

(5) 17
解説 17の領域は、一次視覚野で、視覚情報を処理し、41の領域は42の領域とともに一次聴覚野として機能します。

3

(1) ①12
　　②31
　　③Ⅴ（5）
　　④Ⅶ（7）
　　⑤Ⅸ（9）
　　⑥Ⅻ（12）
　　⑦Ⅹ（10）
　　⑧Ⅰ（1）

⑨Ⅷ（8）
⑩Ⅱ（2）

[解説] 脳に直接つながる12対の脳神経と、脊髄につながる31対の脊髄神経を合わせて末梢神経といいます。末梢神経は、中枢神経の指令を全身の器官に伝えたり、感覚器からの情報を中枢へと伝達するはたらきをもちます。脳神経はそれぞれ担う情報や機能が異なり、障害された場合にはその感覚や運動が不自由になります。名称と担う機能、支配する筋などを覚えておきましょう。

(2) ④
[解説] 成人で長さ50cm、太さは平均で1cmほどにもなる坐骨神経は、人体で最大の末梢神経です。腰部から膝の付近まで伸びていて、膝窩の上で総腓骨神経と脛骨神経に分岐します。大腿の内転筋を支配します。

(3) ③
[解説] 舌の後ろ側1/3は舌咽神経の支配です。

(4) ③
[解説] 眼球運動に担う神経は、第Ⅲ脳神経の動眼神経、第Ⅳ脳神経の滑車神経、そして第Ⅵ脳神経の外転神経です。

4
(1) ✕
[解説] 成人の脳脊髄液の総量は140ml程度です。

(2) ○

(3) ○
[解説] 軸索が髄鞘とよばれる構造に覆われている神経線維を有髄神経、覆われていないものを無髄神経とよびます。有髄神経では、絶縁体である髄鞘を飛び越えるようにして髄鞘同士の隙間（ランビエ絞輪）を電気刺激が伝わるため、無髄神経に比べ、極めて速い速度（約100m/秒）で情報が流れます。

(4) ✕
[解説] 咀嚼運動を支配する脳神経は、第Ⅴ脳神経である三叉神経です。

(5) ○
[解説] 第Ⅺ脳神経は副神経で、僧帽筋や胸鎖乳突筋を支配し、頸部の運動に関与します。

(6) ✕
[解説] 顔面の随意筋は、咀嚼筋だけを除いて顔面神経（第Ⅶ脳神経）の支配です。そのため障害されると閉眼（まぶたを閉じる運動）できなくなるのは第Ⅶ脳神経です。第Ⅲ脳神経は動眼神経で、眼球を動かしたり瞳孔や水晶体の調節を担います。

10日目
看護技術の数字①
注射に関する数字

1
(1) ①
[解説] 静脈内注射は、刺入した針から静脈に直接薬液を注入する手技です。静脈内に針の先端を留める必要があるため、静脈に対して小さな角度で刺入します。皮下注射も同様に、皮下組織に針が留まるよう（それより下の筋層まで針が達しないように）、10〜30度ほどの角度で刺入します。一方皮内注射は、表皮と真皮の間に薬液を注入させるため、皮膚に対して0度に近い角度で刺入します。

(2) ②
[解説] 使用する針のゲージについても覚えておきましょう。ゲージの値が小さいほど針は太くなります。針が細いほど患者の苦痛は少ないですが、

例えば採血では溶血を防ぐために太めの針が使われるなど、目的に合うものが選択されます。

(3) ④
解説 筋肉内注射は皮下組織の下にある筋層まで針を刺入するため、なるべく短い距離で済むように45〜90度の角度で行います。針を1/2〜2/3程度刺入しますが、このときしびれや疼痛がないかを確認しながら行うことが重要です。

(4) ②

(5) 3
解説 クラークの点のほかに、ホッホシュテッターの部位や四分三分法などが筋肉内注射の目安として使われます。

(6) 3
解説 腋窩神経の分枝である上外側上腕皮神経や上腕回旋動脈の走行を避けるために三横指下を目安として刺入を行います。

(7) ①0
　　②10〜30
　　③23〜25

2

(1) ④
解説 駆血は静脈の血流を一時的に妨げ、静脈を怒張させることで血管を確保しやすくするために行います。そのため、穿刺予定部位よりも中枢側を駆血します。また患者の苦痛やうっ血による組織の損傷を防ぐためにも、駆血はなるべく短く、1分以内とするのが望ましいです。

(2) ①

(3) ②
解説 静脈内注射の終了後は、刺入部をもまずに3〜5分程度圧迫止血をしてもらいます。

(4) 3
解説 投与する薬剤は、「薬剤を手にしたとき」「注入時」「注入後」の3回確認することを覚えておきましょう。

3

(1) ②
解説 薬液が正常に滴下しているかを目視しやすいように、点滴筒の1/2〜1/3まで薬液を満たします。

(2) 90度
解説 ゴム栓が削り取られて薬液に混入するのを防ぐために、ゴム栓に対して垂直（90度）になるように刺入します。

(3) 17時30分（午後5時30分）
解説 まず1時間に40mlの速度で薬液を注入したとき、300mlがなくなるのにどのくらいの時間がかかるかを求めます。300÷40＝7.5になります。0.5時間は30分だから、7時間30分で終了することがわかります。よって午前10時の7時間30分後は17時30分（午後5時30分）となります。

(4) 48滴
解説 公式：1分間の滴下数＝（1mlの滴下数×輸液量）÷輸液時間（分）で求められます。問題文の場合には、（20×500）÷210となり、10,000÷210＝47.61…で四捨五入し、正解は48滴となります。

MY NOTE

11日目 看護技術の数字② 呼吸のケアと管理

1

(1) ①6
　　②5
　　③6
　　④60
　　⑤6

[解説] 低酸素状態を改善するために用いられる酸素吸入器具にはさまざまな種類があり、目的や患者の状態によって選択されます。それぞれの特徴と注意点をしっかりと覚えておきましょう。簡易酸素マスクは5L/分未満の流量ではマスク内に貯まった呼気が再び吸気されてしまうため、5L以上の流量にします。リザーバー付き酸素マスクでは6L/分以上とします。

(2) ③

(3) 26分

[解説] 154Lを毎分6Lで使用するので、154÷6＝25.6…となり、四捨五入して26分となります。

(4) 170L

[解説] さまざまな求め方がありますが、例えば比例式を用いると500：14.7＝X：5と表せます。比例では内項の積＝外項の積となるので、14.7X＝2,500となり、X＝170.0…が求められます。よって正解は170Lとなります。

(5) 19分

[解説] （4）と同様にボンベの残量を求めると95Lになります。95Lを毎分5L使用するので、19分間が残りの使用可能時間となります。

2

(1) ①エ
　　②カ
　　③コ
　　④キ
　　⑤オ

[解説] 異物や喀痰の除去などで実施される一時的吸引ですが、患者の苦痛や低酸素状態に注意する必要があります。また気道の粘膜を傷つけないように、チューブの操作にも注意する必要もあります。

(2) ②

[解説] テキストによって一時的吸引は10～15秒以内と書かれていますが、なるべく短時間で行うことが重要で、10秒以内が推奨されます。

(3) ④

[解説] 血液中のヘモグロビンのうち、酸素と結合している酸化ヘモグロビン（オキシヘモグロビン）の割合を示す数値が動脈血酸素飽和度です。そのうち、パルスオキシメーターにより経皮的に測定するのがSPO_2、採血した動脈血で測定するのがSaO_2です。

(4) ③

[解説] 分泌物の逆流を防ぐために容量の70～80%になったら交換します。

3

(1) ①

(2) ①

(3) ③

[解説] 排気や胸水除去などの目的で行われるのが持続吸引です。一時的吸引と異なり、一定期間ドレーンを留置するため、患者の状態や感染などの観察に特に注意が必要です。ドレーンを留置するために胸腔穿刺を行いますが、空気の場合、軽い

ので胸腔の上部に貯留するため第2～3肋間腔、液体の場合は重く胸腔の下部に貯留するため、第5～7肋間腔を目安とします。

12日目
看護技術の数字③
血圧測定・採血・輸血

1

(1) ①1
　　②5
　　③140
　　④90
　　⑤3

解説 血圧測定については、測定の基本手技と血圧の分類をしっかりと頭に入れておきましょう。高血圧は、Ⅰ～Ⅲ度の3段階と、孤立性収縮期高血圧に分けられます。

(2) ①2
　　②1～2
　　③5～6
　　④12～14
　　⑤20
　　⑥2～3

解説 マンシェットの幅は広すぎても狭すぎても正確に測定できません。また強く巻きすぎても緩すぎても誤差が出てしまいます。年齢や体格に合ったものを適切に使用しましょう。

(3) ①○
　　②✕
　　③○
　　④✕

解説 ②の正常高値血圧の基準は収縮期血圧130～139かつ/または拡張期血圧85～89とされています。問題文の場合には、孤立性収縮期血圧（基準：収縮期血圧140以上かつ、拡張期血圧90未満）に該当します。Ⅱ度高血圧は、収縮期血圧160～179かつ/または拡張期血圧100～109です。

2

(1) ○
(2) ✕
(3) ✕
(4) ✕
(5) ○

解説 静脈内注射同様に、駆血はできるだけ短時間に、1分を超えないようにします。穿刺角度は静脈を損傷しないようになるべく少ない角度（15～20度以下）で行います。駆血帯が穿刺部位に近すぎると採血に支障が出るので、穿刺部位の7～10cmほど中枢側で行います。注射針の廃棄容器をいっぱいまで使用すると針がこぼれ出たりして事故の原因となります。容量の8割程度になったら交換します。

3

(1) ①21日間
　　②1年間
　　③4日間
　　④2～6
　　⑤-20
　　⑥20～24
　　⑦2
　　⑧30

解説 輸血製剤の種類と保管方法についても覚えておきましょう。

(2) ③

解説 凍結血漿は、恒温槽を用いてぬるま湯で溶解させます。熱すぎると血漿成分が変質してしまいます。

(3) ①

(4) ②

(5) ②
解説 輸血開始時は患者の急変が起こりやすいため、まずは毎分1ml程度のゆっくりとした速度で始め、5分程度は患者のそばで様子を観察します。その後も定期的に訪室し、異変がないかを確認します。

13日目 看護技術の数字④ 活動・休息・安楽

1

(1) ①カ
　　②オ
　　③イ
　　④オ
　　⑤ク

解説 患者の安楽と体位は密接に関係しています。文中に挙げた以外にも体位の基本は覚えておきましょう。また体位変換を行う際にも体位やボディメカニクスの知識が重要です。解答の角度はあくまでも目安です。個人差に注意してケアすることが大事です。

(2) ①
解説 ベッドなどの上で脚を伸ばして座る体位が長座位です。

(3) ②
解説 ポジショニングとは、自分で自由に動くことができない状態にある患者に対し、安楽な姿勢や褥瘡などの予防のための姿勢、手術などの処置が行いやすいような姿勢を保持できるように援助する手技です。問題文の場合では、クッションなどを用いて肩関節を少し外転させ、肘関節が90度になるように屈曲させるとよいでしょう。

(4) ②
解説 股関節を少し開き、さらに10～30度ほど屈曲させるようにします。

(5) ①
解説 足関節が底屈しているとアキレス腱が縮み、尖足の原因となるため0度に保つことで予防します。

(6) ④
解説 股関節を屈曲させて上側の下肢をベッドにつけるようにすることで体位も安定し、体圧も分散させることができます。

2

(1) 30
(2) 40
(3) 30
(4) 30
(5) 2
(6) 4

解説 ベッドから車椅子への移動では、なるべく患者の負担が少なく安全に実施できるかを考えます。身長から40cmを引いた松葉杖の長さは簡易的な目安です。個々の患者に合わせ細かい調整が必要です。このとき、杖の先端を足から15cmほど外側と前側に離した位置に合わせ、肘関節を少し曲げるようにして保持し、調節します。

3

(1) ②
解説 湯温については、患者の身体から離して使用する場合には60℃ほどが適します。それ以上の湯温では、熱によりゴム製の湯たんぽが破損して湯がこぼれる危険があります。

(2) ③

(3) ①○
　　②×
　　③×
　　④×
　　⑤×

解説 ①については、湯たんぽの容量に余裕がないと湯があふれる危険があります。②については、40℃程度でも長時間連用すれば低温熱傷を引き起こします。③では、入浴より少し熱い程度の42〜45℃くらいが適温といえます。④は熱傷などを予防するためにも5分程度で一度観察するとよいです。⑤については、氷を入れすぎると頭部に不快感が生じやすいため、容量の1/2〜2/3程度とします。

14日目
看護技術の数字⑤
食事の援助と栄養法

1

(1) ③

解説 経鼻経管栄養法と胃瘻・腸瘻（瘻管法）の援助技術と注意点をしっかりと覚えておきましょう。成人では切歯から胃の入り口までの距離はおよそ40cm程度ですが、個人差もあるため、胃内に的確にチューブを到達させるには、まず鼻の先端から耳介までチューブを当て、つぎにそのまま耳介から剣状突起までを測り、目安をつけておくとよいでしょう。

(2) ③

解説 栄養剤の温度については、「体温程度に温めるとよい」と書かれている文献もあります。しかし、温めることで細菌が繁殖しやすい温度になってしまうため、今では無理に温めず常温での使用が推奨されます。

(3) ③

解説 食物の逆流を防ぐために体位を保持します。

(4) ②

解説 胃瘻については、患者のQOLが低下することにもつながるため、実施については患者や家族の理解と同意が必要です。その上で造設部の管理などに特に注意を払いましょう。

(5) ①

解説 少なくとも1日1回はストッパーを軽く胃に押し込み、粘膜への埋没を予防します。

(6) ①

解説 外部ストッパーに余裕がないと皮膚の壊死を引き起こします。

2

(1) ③

解説 摂食・嚥下は、ただ口で物を食べるだけではなく、視覚や筋、神経も含め、実に多くの機能が正常に働くことで行うことができます。嚥下過程や機能テスト、訓練などの知識もしっかりと覚えておきましょう。

(2) ②

(3) ③

(4) ①2
　　②3
　　③1
　　④5
　　⑤4

3

(1) ×

解説 食欲不振のある患者にとっては、まず食事を摂ることが大事になります。そのため1日3回にこだわらず、食欲が出たときに食べられる量だけ食べるように援助することも必要です。

(2) ×
解説 挿入を行いやすくするためにも半座位くらいが適します。またチューブの挿入時には頸部を少し前傾させることで気管への誤挿入を防ぐことができます。

(3) ○
解説 誤って抜けてしまわないように2ヵ所でしっかり固定します。

(4) ×
解説 バルーンの水は少しずつ減っていき、カテーテルの抜去を引き起こすため、週に1度くらいは量を確認します。

(5) ○

(6) ×
解説 中心静脈栄養法は、太い静脈に直接栄養剤を投入する手技で、高速かつ大量、そして高カロリーの輸液が可能です。しかし血管にカテーテルを挿入して管理するため、感染予防に注意が必要です。刺入部の消毒は週に2回ほど行います。

(7) ○

(8) ×
解説 透明ドレッシングの交換は週に1回（ガーゼドレッシングの場合は2日に1回ほど）の間隔で交換を行います。

MY NOTE

15日目
看護技術の数字⑥ 排泄しくみと援助

1

(1) ②
解説 腎臓は成人で縦10cm、横5cm、重さ120g程度の小さな器官ですが、絶えず大量の血液をろ過し、血液の性状や量、血圧などを正常に保つ重要な役割をもちます。

(2) ④
解説 腎小体の一つ一つに尿細管が接続し、ろ過された原尿が輸送されます。腎小体と尿細管を合わせて腎単位（ネフロン）といいます。日本人は欧米人と比べてネフロンが少なく、腎機能が弱いという研究結果もあります。

(3) ③
解説 尿比重が基準値より高い場合には、脱水や糖尿病、心不全などが考えられます。反対に低い場合には尿崩症などが考えられます。

(4) ④
解説 1日の尿量が400ml以下を乏尿、100ml以下を無尿といいます。

(5) ②
解説 成人女性では尿道の長さに合わせカテーテルを4～6cmほど挿入しますが、陰茎を経由する男性では18～20cmほど挿入します。

(6) ①
解説 カテーテル挿入時のポイントは、カテーテルが尿道を傷つけないように、なるべく一直線に膀胱へと向かうように陰茎を傾けることです。

2

(1) ④
解説 胃に入った食物が小腸に到着するのは摂取してから3時間程度とされます。その後栄養や水分を吸収されながら小腸を進み、7〜8時間程度で大腸の入り口にたどり着きます。大腸ではゆっくりと水分などを吸収されながら便がつくられ、最後尾の直腸に到着するのはおよそ18時間後とされます。

(2) ②
解説 浣腸の挿入については、浅すぎれば浣腸液がしっかりと入らず、深すぎると直腸壁を傷つける危険があります。内肛門括約筋を超える5〜6cm程度挿入します。

(3) ④
解説 浣腸液の温度は低すぎると腸管を刺激してしまうため、直腸温より少し高い程度が適しています。しかし温めすぎても腸管を損傷してしまうため、注意が必要です。

(4) ③
解説 注入速度は、早すぎると刺激が強く、不快感や苦痛を感じやすいため、ゆっくりと行います。

3

(1) 5.0〜7.0
解説 尿のpHは6.0前後で、少し酸性寄りです。基準値より高値の場合には代謝性・呼吸性アルカローシスや尿路感染、腎不全などの疑いがあります。反対に低い場合には代謝性・呼吸性アシドーシスや糖尿病、痛風などを疑います。

(2) 1
解説 原尿は1日に170Lほどつくられますが、尿として排出されるのはそのうち1%程度で、ほとんどが体内に再吸収されます。

(3) 90

解説 腎糸球体ろ過量（GFR）は、腎臓の老廃物排泄能力を示すもので、正常に腎臓が機能しているかを知ることができます。90ml/分未満の場合には段階的に区分され、著しく低い場合に慢性腎臓病と診断されます。

(4) 0.4〜0.8
解説 老廃物であるクレアチニンは、正常であれば尿により排泄されますが、腎機能に異常があれば血中濃度が高くなります。

(5) 10〜14

(6) 150〜250

(7) 7
解説 ブリストル便性状スケールは、便の形や硬さなどから便を区分する排便アセスメントのためのツールです。便秘傾向であるタイプ1のコロコロの便から、下痢を示すタイプ7の水様便までに分類します。

(8) 3
解説 ストーマを傷つけないように2〜3ミリ大きくカットします。しかし大きすぎると排泄物が隙間から皮膚に付着しやすくなり、皮膚障害の原因となります。

MY NOTE

16日目 栄養について覚えておきたい数字

1

(1) ①4
　　②4
　　③9
　　④9
　　⑤65
　　⑥30

解説 自然界には500種類ものアミノ酸が存在するといわれますが、そのうちヒトの身体を構成するのは20種類のアミノ酸です。この20種類のアミノ酸が結合することにより、実に多くの種類のタンパク質がつくられ、人体を構成します。タンパク質は、骨や筋、血管などを形作る材料でもあり、ホルモンや神経伝達物質、ヘモグロビンなど、生体でさまざまなはたらきをする物質の材料ともなります。エネルギー比とは、総エネルギーに対する割合を表します。三大栄養素のエネルギー比と年代別の推定エネルギー必要量を覚えておきましょう。

(2) ③

(3) ④

解説 糖尿病の診断基準については、④が誤りで、血糖1時間値ではなく2時間値が正解です。①②③④（2時間値として）のいずれかに当てはまると「糖尿病型」と診断され、①③④のいずれかに加えて②に当てはまると「糖尿病」と診断されます。

(4) ④

解説 かつて脂質異常症は高脂血症とよばれ、2006年までの診断基準の指標に「総コレステロール値（220mg/dl以上）」がありました。しかしこれでは、LDLコレステロール、いわゆる悪玉コレステロールに加え、HDLコレステロール、いわゆる善玉コレステロールが多い場合でも総コレステロール値が高くなるため、脂質異常症と診断されてしまっていました。そこで新しい診断基準では、「LDLコレステロールが多い場合」、「HDLコレステロールが少ない場合」、「中性脂肪が多い場合」という3つの型に分け、脂質異常症を明確に診断できるようにしました。

2

(1) 4
解説 脂溶性ビタミンは、A、D、E、Kの4種類です。

(2) 8
解説 ビタミンBは、1、2、3、5、6、7、9、12の8種類で、ビタミンCを加えて水溶性ビタミンとよばれます。

(3) 2
解説 リボフラビンは、脂質や糖質の代謝の補酵素としてはたらき、欠乏すると口角炎や口唇炎、皮膚炎、成長傷害などを引き起こします。

(4) 1
解説 ビタミンB_1（チアミン）は糖質代謝や細胞呼吸に関与しますが、欠乏すると脚気やウェルニッケ脳症、乳酸アシドーシスなどの原因となります。

(5) 9
解説 葉酸は赤血球の産生に関与し、不足すると悪性貧血を引き起こします。またDNAをなす核酸の代謝に作用するため、欠乏すると胎児の成長異常の原因にもなります。

(6) 12
解説 ビタミンB_{12}（コバラミン）は、アミノ酸や脂質、葉酸の代謝に関与する栄養素で、欠乏は

悪性貧血を引き起こします。小腸で吸収されるには、胃で分泌される内因子とよばれるタンパク質が必要になります。

(7) 3
解説 ビタミンB_3（ナイアシン）はタンパク質や糖の代謝、性ホルモンの合成などに関与します。ナイアシンが欠乏し、皮膚炎や下痢などが現れた状態をペラグラといいます。

(8) 6
解説 ビタミンB_6はアミノ酸の代謝や神経伝達物質の情報伝達に関与します。その欠乏は悪性貧血のほか、けいれんや皮膚炎などを引き起こします。

(9) 1
解説 全身の倦怠感や食欲不振、足のむくみやしびれなどがみられる末梢神経障害を脚気といいます。

(10) 6
解説 ビタミンB_6にはピリドキシン、ピリドキサール、ピリドキサミンがあります。

3

(1) ○
解説 男女とも18歳以上は7％エネルギー以下が目標とされています。

(2) ✗
解説 1日あたり18gは成人女性の目標値です。成人男性では1日あたり20gが目標とされます。

(3) ○
解説 ビタミンDは、18歳以上では男女ともに5.5μg/日が目安です。

(4) ○
解説 30歳代の男性では6.5mg/日が目安です。

(5) ✗
解説 18歳以上で150μg/日が正解です。120μg/日は10～11歳の目安量です。

(6) ✗
解説 推奨量は、男女とも100mg/日です。

(7) ✗
解説 目標は8g未満/日が正解です。女性では7g未満/日とされます。

(8) ✗
解説 2,600mgは摂取の目標量で、目安量は2,000mgです。男性では目標量3,000mg/日、目安量2,500mg/日です。

(9) ○
解説 カルシウムは、男女とも12～14歳が最も多く摂取するように推奨（12～14歳の女性では800mg/日）されています。

(10) ○
解説 リンの摂取目安量は、女性で800mg/日です。

MY NOTE

17日目 さまざまな理論に関する数字

1

(1) ①14
　　②4
　　③3
　　④21

解説 看護理論は実践で役立ててこそ意味があります。科学的根拠に基づいて実践される現代の看護においては、さまざまな理論を理解していくことが重要です。問題文にあるような数字を含め、まずは主要な看護理論の概要を理解しておくことから始めましょう。

(2) 4つ

解説 ペプロウは精神看護学の理論家であり、「人間関係の看護論」などを著しました。看護師と患者の人間関係は、「方向づけ」「同一化」「開拓利用」「問題解決」の4つの段階を経て構築され、その中で看護師も成熟していくと説きました。

(3) 4つ

解説 ペプロウは、精神看護学の立場から、不安のレベルを、「軽度」「中等度」「強度」「パニック」の4段階に分類しました。

(4) 4段階

(5) 5つ

解説 心理学者のマズローは、欲求段階説の中で人間の基本的欲求を5段階に分類しました。下層から「生理的ニード」「安全のニード」「所属と愛のニード」「承認のニード」「自己実現のニード」と表現し、より本能的な欲求である下位のニードが満たされることで上位のニードが生まれてくるとしました。

(6) 4段目

2

(1) ①5
　　②3
　　③2
　　④4
　　⑤5

解説 精神科医のキュブラー・ロスは、人が避けられない死を宣告されてから死に至るまでの心理過程を5つに分類しました。第1段階は死を認められない「否認と隔離」、第2段階は死に対する「怒り」、第3段階は何かを引き換えにでも生きたいと願う「取り引き」、第4段階は死への恐怖から悲嘆にくれる「抑うつ」、そして第5段階は死を受け入れる「受容」という段階です。しかし必ずしも段階通りに進むわけではないという点に注意が必要です。

(2) 3段階

解説 フィンクは、障害という危機が生じたとき、それを受け入れるまでの心理的な変化が「衝撃」「防御的退行」「承認」「適応」の順に推移すると考えました。

(3) 4段階

解説 ションツは、乗り越えがたい障害という危機に対する心理的変化を「最初の衝撃」「現実認知」「防衛的退行」「承認」「適応」の5段階で捉えました。

3

(1) 10

解説 看護の対象である患者と看護師の相互的な関係性や、患者の尊厳を守り尊重しようとする看護師の考え方・態度を示す概念をケアリングといい、ベナーやワトソン、レイニンガーなど多くの看護理論家がさまざまな考え方を示しています。ワトソンは、ケア＝看護行為そのものであり、ケ

アリング＝ケアを行う上での基本となる心構えや態度であるとして区別しました。そしてケアリングをなす10の因子（カリタスプロセス）として、「人間主義的」「誠心誠意」「自己および他者に対する感受性の育成」などを挙げています。

(2) 5
解説 ベナーは、看護師の技能習得について、「初心者」「新人」「一人前」「熟練者」「達人」という5段階で示しました。

(3) 3
解説 セリエは、ストレスに対して起こる生物学的な反応を「警告反応期」「抵抗期」「疲憊期」という3つの時期による違いで示し、ストレスに耐え切れなくなることで病気になると考えました。

(4) 2

(5) 8

(6) 1

(7) 8

(8) 6

(9) 3

(10) 5
解説 エリクソンやハヴィガーストは、人間の発達や成熟を理解する上で欠かせない人物です。2人が考えた、世代ごとの発達段階の捉え方と、そこで経験すべき危機、そして獲得すべき課題についての理解を深めておきましょう。

MY NOTE

18日目 看護の歴史に関する数字

1

(1) ①
解説 それまで呪術的な扱いであった医学というものを科学的なものに変えていったのはヒポクラテスによるところが大きく、医学の父ともよばれます。後年、彼の理念を明文化した「ヒポクラテスの誓い」は、現代でも医学教育の基礎になっています。

(2) ②
解説 ファビオラは熱心なキリスト教徒で、最初のキリスト教病院を設立し、慈善的な看護を行ったとされます。

(3) ④
解説 17世紀にはいると、教会が腐敗などによって力を失い、代わりに国などによって機械的で慈愛の精神すら希薄な看護が行われるようになりました。看護職自体も他に職のない人がつく職業とされた、いわゆる「看護の暗黒時代」は200年ほども続きました。看護が社会的に再び認められる職業となったのはナイチンゲールの時代です。

(4) ③
解説 ナイチンゲールは自らの実践経験を元に現代の看護にも影響を与える多くの成果、著書を遺しました。

(5) （①）→（②）→（③）→（④）
解説 クリミア戦争は1853年に起こり、1856年に終結しました。ナイチンゲールがセントトーマス病院の敷地内にナイチンゲール看護師訓練学校を創設したのは1860年です。ここで女性に

専門教育としての看護教育を行い、これがナイチンゲール方式の看護教育のはじまりです。ファランド看護学校の<u>グレッター</u>によりナイチンゲール誓詞がつくられたのは<u>1893年</u>です。そしてナイチンゲールは<u>1910年</u>の8月13日にその生涯を閉じました。

2

(1) ① 1864
　　② 1899
　　③ 1885
　　④ 1952

解説 近代から現代にかけての看護の著しい発展については、その流れ、重要な出来事とともにつかんでおきましょう。また日本における看護の歴史についても触れておくとよいでしょう。1864年に12か国もの国々で締結された<u>ジュネーブ条約</u>により、国際赤十字が誕生しました。国際看護師協会は、イギリス人看護師の<u>フェンウィック</u>の提案により、1899年に創設されました。

(2) ②

解説 世界保健機関の設立は<u>1948年</u>、アメリカでナイチンゲール方式の看護教育が開始されたのは<u>1873年</u>、ブラウンレポートは<u>1948年</u>、ゴールドマークレポートは<u>1923年</u>です。

(3) ①

解説 進学コースの開設は<u>1957年</u>、保健婦助産婦看護婦法の公布は<u>1948年</u>、日本産婆看護婦保健婦協会が日本看護協会と改称されたのは<u>1951年</u>、看護婦規則の公布は<u>1915年</u>です。必ずしも細かい年代まで覚える必要はないかもしれませんが、わが国の看護の発展、変遷についても理解しておきましょう。

3

① 2014年
② 2002年
③ 2010年
④ 2004年

⑤ 2003年

解説 社会的な地位の向上や、高齢化社会における重要性の高まりなど、看護に対する期待は大きく、その分、制度的な変革も多く起こっています。自らの学びや勤務にも直結することですので、主要な出来事はしっかりと覚えておきましょう。

19日目
母性看護学の数字①
受精と胎児の成長

1

(1) ① ア
　　② キ
　　③ イ
　　④ エ
　　⑤ オ

解説 ヒトはもともと1個の受精卵から始まります。受精卵は、細胞分裂（卵割）を繰り返しながら卵管を移動し、子宮へと向かいます。このときは、細胞1個1個の大きさが小さくなりながら分裂するため、受精卵自体の大きさは変わりません。

(2) ④

(3) ②

解説 受精後3日くらいには<u>12〜15個の桑実胚</u>とよばれる状態になります。

(4) ①

解説 4〜5日後にはさらに分裂が進み、<u>胞胚</u>とよばれるようになり、子宮に到達します。そして受精後7日ほどで子宮壁に付着し、着床となります。

(5) ④

解説 受精能は、精子で射精後48～72時間程度、卵子で排卵後12～24時間程度です。

(6) ②
解説 胎児の大きさは、胎児とよばれるようになる8週頃は30mmほどですが、16週頃では14cmほどにもなります。そして生まれる頃になると頭殿長35cmほどにまで成長します。

2

(1) ③
解説 心臓の拍動は6～7週には始まります。7週頃の超音波診断で拍動を確認できないときには流産の可能性を疑います。

(2) ①
解説 心音は早ければ9週頃から聴取でき、12週にはほぼすべての胎児で確認できます。

(3) ④
解説 胎動は、経産婦では18週頃から、初産婦では20週頃から自覚できることが多いです。

(4) ④

(5) ②
解説 9週頃で2頭身、16週頃で3頭身、分娩の頃には4頭身となり出産されます。

(6) ②
解説 7ヶ月頃になると胎児の腎機能が発達し、胎児の尿が加わるために羊水量が最大の700mlほどになります。出産前には500mlほどです。

3

(1) 280

(2) 5
解説 胎嚢は胎児を包んでいる袋で、5週頃から確認できます。

(3) 15
解説 性別については、15週頃になると胎児の外陰部に明確な差異がみられ、判別が可能となります。

(4) 16
解説 胎盤は母体と胎児との間で酸素や栄養素、老廃物のやり取りをしたり、妊娠の維持に関わるホルモンを分泌する器官です。

(5) 500

(6) 15
解説 胎盤は、完成すると直径15～20cm、厚さ3cmほどにもなります。妊娠後期ではおよそ500gの重量があります。

(7) 60
解説 出産時、臍帯の長さは50～60cm、太さは1～1.5cmにもなります。

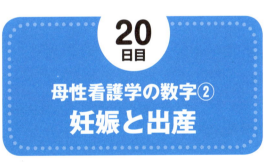

20日目 母性看護学の数字② 妊娠と出産

1

(1) ①40
②14
③28
④2
⑤22

(2) ②
解説 子宮体は、非妊娠時は長さ7cm、幅5cm、厚さ3cmほどですが、胎児の成長とともに著しく大きくなります。

(3) ③

(4) ②
解説 妊娠の後期には、子宮底は剣状突起の下あたりにまで達します。

(5) ③

(6) ①

(7) ②
解説 つわりは、5〜6週頃に始まり、6週間ほど続く場合が多いですが、つわりの強弱、現れ方の違いなどの個人差もあり、妊娠後期まで続くこともあります。

2

(1) ①10
　　②6
　　③5
　　④13
　　⑤9
　　⑥2
　　⑦37
　　⑧42

解説 粘液が混じった少量の出血を産徴、いわゆるおしるしといい、多くの場合、2〜3日後に分娩開始となります。

(2) 分娩第2期

(3) 分娩第2期
解説 排臨とは、陣痛の強弱に伴い、胎児の頭部が子宮から膣に見えたり隠れたりする状態をいいます。頭部が現れて隠れなくなった状態は発露とよばれます。

(4) ④
解説 分娩第1期から分娩第4期までの変化と特徴、注意点などをしっかりと覚えておきましょう。

(5) ③

3

(1) ○
解説 胎向は、児背または児頭と母体との位置関係のことをいいます。縦位（母体の軸と胎児の軸が平行のとき）では児背、横位（母体と胎児の軸が交差するとき）では児頭が母体の左側を向いている場合を第1胎向、右側を向いている場合を第2胎向といいます。また縦位のうち、児頭が下にある場合を頭位、胎児の骨盤が下にある場合を骨盤位（いわゆる逆子）とよびます。

(2) ○
解説 レオポルド触診法は、胎児の位置や発育状態を確認するための方法で、第1〜4段法に分かれます。各段階の手技と確認事項を覚えておきましょう。

(3) ✕
解説 母子健康手帳の交付は16条です。15条では妊娠の届け出について規定しています。

(4) ○

(5) ✕
解説 妊婦健康診査については、妊娠23週までは4週に1回、24週から35週までは2週に1回、36週以降は1週に1回の受診が推奨されています。

(6) ○

(7) ✕
解説 ハイリスク状態の分娩第2期では、胎児の心音は5分おきに確認します。

(8) ✕
解説 500ml以上の出血が分娩時異常出血とされます。

21日目
母性看護学の数字③
産褥期と新生児

1

(1) 6～8週頃まで
解説 分娩後6～8週頃までの時期を産褥期といい、この時期にある女性を褥婦といいます。妊娠によって変化した身体が元に戻る時期です。新生児同様、産後の女性は身体的・精神的にも変化が大きいため、注意深く観察し、ケアをする必要があります。

(2) ③

(3) ③

(4) ②
解説 悪露は子宮や産道から排出される分泌物です。血液が多く混入する産褥2～3日頃の悪露は赤く、赤色悪露とよばれます。4日頃になると赤血球が減少し、褐色になるため褐色悪露とよばれ、2週以降になると白血球が主体の黄色悪露となります。

(5) ①

(6) ③

(7) ①
解説 月経は、再開まで1年以上かかる場合もあり、個人差があります。また月経前に排卵が起きていることも考え、受胎調節などの指導も必要です。

(8) ①
解説 初乳は、産褥2日頃より半透明の薄い乳汁から始まります。その後5日頃に移行乳となり、7～10日頃に成熟乳となります。

2

(1) 28
(2) 37
(3) 28
(4) 2,500
(5) 1,000
解説 妊娠37週を過ぎ、42週未満で生まれた児は正期産児、42週0日以降に生まれた児は過期産児といいます。出生体重では、2,500g未満が低出生体重児で、そのうち1,500g未満が極低出生体重児、そして1,000g未満が超低出生体重児です。

3

(1) 4,000
解説 4,000g以上で出生した児が巨大児、さらに大きく4,500g以上の児が超巨大児とよばれます。

(2) 24
解説 尿の産生自体は胎児期の初期から始まります。出生後はじめての尿は、ほとんどの児で24時間以内にみられます。それでも排尿がみられない場合には先天性の腎尿路疾患や腎不全の可能性も考慮し、観察、処置をする必要があります。

(3) 3～4

(4) 4

(5) 3～4
解説 モロー反射などの原始反射は、多くの場合4ヶ月頃には消失します。

4

(1) ✗
解説 創傷の治癒が順調に進み、感染が起きていなければ術後3日以降にはシャワー浴が可能で

す。

(2) ○
解説 マタニティブルーズは分娩直後からみられ、多くが産後3〜5日頃に出現します。10日頃までに治まりますが、悪化して産後うつを発症することもあります。

(3) ✕
解説 産後うつは、褥婦の10人に1人程度の割合でみられるとされます。

(4) ○
解説 妊娠高血圧症候群は、日本産科婦人科学会により「妊娠20週以降、分娩後12週まで 高血圧がみられる場合、または、高血圧に蛋白尿を伴う場合のいずれかで、かつこれらの症状が単なる妊娠の偶発合併症によるものでないもの」と定義されています。

(5) ○

(6) ✕
解説 新生児の血糖値は生後2〜3時間後に最低となります。これは胎盤からのブドウ糖の供給が、母体と切り離されることで一時的に途絶えるためです。その後児の体内に蓄えられたブドウ糖により血糖値は上昇しますが、新生児は血糖の調節が未熟なため、血糖値の管理は不可欠です。

(7) ○

(8) ○
解説 産道感染による眼病を防ぐために抗生物質が点眼されます。

(9) ○

(10) ○

(11) ✕

解説 先天性難聴は新生児の約1,000人に1人の割合でみられます。

(12) ✕
解説 室温は、24〜26℃が適温です。

(13) ✕
解説 アプガースコアは、1分値と5分値で評価し、異常などによって計測が必要な場合には10分値もみます。5つの項目から10点満点で評価し、8点以上を正常とします。

(14) ✕
解説 自立歩行反射は自動歩行ともよばれ、新生児の両脇を支えて身体を立て、足底を床に着けて少し前傾させると足を交互に動かし歩くような動作をみせる原始反射です。通常、生後2〜4ヶ月頃には消失します。

(15) ○
解説 バビンスキー反射とは、足底をとがったもので踵から爪先にむけてゆっくりとこすると足の親指が足の甲（足背）の方にゆっくり曲がり、他の4本の指は外側に開く反射をいい、生後1〜2歳頃までみられます。2歳を超えても消失しない場合には、神経系の異常などを疑います。

MY NOTE

22日目 母性看護学の数字④ 不妊・先天異常

不妊症は妊娠を望むカップルの約10％に起こるとされ、その割合は徐々に増加傾向です。不妊症は女性側に多くの原因があると考えられがちですが、男性側の原因3割、女性側の原因4割、双方の原因3割ほどとされています。不妊症の検査では、女性だけでなく男性側の原因も調べることが重要です。

1

(1) ②
解説 1回の性周期、すなわち排卵1回につき、妊娠の成立は30％程度とされます。その上で排卵のたびに避妊しない性生活をおくると1年で99％は妊娠するとされます。この結果から通常の性生活を送っても1年間妊娠できない場合を不妊症と定義します。不妊の原因はさまざまですが、遺伝子異常など、原因が不明の場合も少なくありません。

(2) 1
解説 以前は2年以上としていましたが、WHOの定義の変更により、日本でも1年となりました。

(3) ④
解説 乏精子症は精液1ml中の精子が1,500万以下の場合をいいます。さらに少なく1,000万以下は精子減少症、全くない場合は無精子症とされます。5000万/mlが正常の目安とされます。

(4) ②

(5) ①〇
　　②×
　　③×
　　④×
　　⑤×
　　⑥〇
解説 ヒト絨毛性ゴナドトロピン（hCG）製剤を投与するとおよそ36時間後に排卵が起こります。体外受精の成功確率は、1回の胚移植で10〜20％と決して高くはありません。

2

(1) 35
解説 無侵襲的出生前遺伝学的検査、いわゆる新型出生前診断を受けることのできる対象となるにはさまざまな要件があります。これは先天異常を有する可能性が高いと考えられる場合に限るためですが、やはり命の選別につながるのではないか、という議論もあります。

(2) ④
解説 羊水採取は少なからず流産の危険があることを理解してもらう必要があります。10〜20ml程度の羊水を採取し、含まれる胎児の細胞から異常を診断します。

(3) ④
解説 胎児の血液は臍帯から穿刺によって採取します。そのため臍帯がある程度成熟する20週頃から行います。

(4) 13番、18番、21番

3

(1) 46

(2) 1
解説 染色体が通常の2本より1本多い状態をトリソミーといいます。

(3) 21
解説 21番染色体のトリソミーがダウン症候群で、1,000人に1人程度の確率でみられます。

(4) 1,000

(5) 35
解説 母親の年齢が高齢であるほどダウン症候群を発症する確率は高いとされ、それは35歳を過ぎることから上昇します。

(6) 5
解説 猫なき症候群は5番染色体の構造的欠損が原因で、重度の知的障害がみられます。出生時に猫のような鳴き声をすることから猫なき症候群ともよばれます。

(7) 18
解説 エドワーズ症候群は18番染色体のトリソミーで、女児に多くみられる染色体異常です。知的障害や心疾患、唇の奇形などが特徴です。

(8) 13
解説 パトー症候群は13番染色体のトリソミーで、頭部や眼球が小さいといった外見的な特徴や、脳の機能障害、重度の心疾患などがみられます。13番、18番、21番の染色体は新型出生前診断の実施対象となっています。

(9) 3～8
解説 妊娠12週頃になり、胎児の臓器の基礎が出来上がった後の発育時に、外界や母体から受ける影響により引き起こされる異常は胎児病とよばれます。

(10) 10～20

MY NOTE

23日目
小児看護学の数字①
児童福祉と母子保健

1

(1) ②
解説 2000年には年少人口14.6％に対し、老年人口17.4％と老年人口の方が多くなりました。

(2) ③
解説 2015年では年少人口12.6％に対し、老年人口26.6％と大幅に差がつきました。さらに平成28年では概数で年少人口12.4％、老年人口27.3％とされています。

(3) ③
解説 第1次ベビーブーム（1947～1949年）のうち1949年に約270万人、そして第2次ベビーブーム（1971～1974年）のうち1973年に約209万人もの出生数がありました。最近では2015年に100万5,656人、といったように出生数は100万人程度で、ベビーブームのころの半分以下になっています。

(4) ②
解説 日本が将来にわたり人口を一定規模で維持するには、合計特殊出生率2.07が必要といわれています。2005年には1.26と著しく低い数値でした。そのための少子化対策もいろいろと取り組まれているとはいえ、2015年の1.45のように依然として低い水準となっています。

(5) 0～14歳

(6) （解答例）15～49歳までの女性の年齢別

出生率を合計したもので、女性が生涯に出産する子の数を表す。

(7) 1947～1949年

2

(1) ○
解説 児童憲章は、児童に対する労働の強制などから児童を守るために制定されました。

(2) ✗
解説 日本初の小児総合医療施設である国立小児病院が設置されたのは1965年です。

(3) ○

(4) ○

(5) ✗
解説 児童の定義は、児童福祉法の第4条では18歳未満とされています。

(6) ○

(7) ✗
解説 乳児家庭全戸訪問事業は2008年に行われた児童福祉法の改訂により規定され、生後4ヶ月までの乳児がいる家庭をすべて市町村が訪問することとされました。

(8) ○
解説 1.57ショックは、1989年の合計特殊出生率が1.57であったことからよばれ、深刻な少子化が問題となり、具体的な対策が求められるようになりました。

(9) ○

(10) ○

3

(1) ① 1965
② 1994
③ 10
④ 21
⑤ 5

解説 母性並びに乳児、及び幼児の健康の保持や増進を図るためにさまざまな対策をとり、国民の健康を向上させるために定められているのが母子保健法です。おもな規定内容を覚えておきましょう。1994年に策定されたエンゼルプランに続き、1999年には新エンゼルプラン＝「重点的に推進すべき少子化対策の具体的実施計画」も策定されました。2000年には、21世紀の母子保健のあり方を示す目的で「健やか親子21」が策定されました。その中では、「思春期の保健対策」「妊娠・出産の安全性と快適さの確保」「虐待防止」「小児の事故防止を始めとする子育て環境の整備」「食育の推進」の5つが大きな柱となりました。「子ども・子育てビジョン」は、2004年に策定された「子ども・子育て応援プラン」をさらに推進するもので、少子化対策が中心になるのではなく、子どもを主役として、子どもと子育てを支援する方向へと転換されました。

(2) ① 16条
② 11条
③ 15条
④ 12条
⑤ 18条

MY NOTE

24日目 小児看護学の数字② 成長・発育と評価

1

(1) ①90
②3
③97
④6
⑤70

解説 パーセンタイル値ですが、たとえ3～97の範囲内だとしても、成長が停滞しているようであれば、精密検査の対象となります。

(2) ②

(3) ②

(3) ②
解説 新生児の生理的体重減少は、出生後に尿や発汗、呼吸などによって体内の水分（おもに細胞外液）が排泄されることによって正常に起こるものです。生後2～3日頃までに出生体重の5～10%が減少し、生後7～10日頃に元の体重まで戻るのが一般的です。

(4) ④
解説 潜在的な発達遅滞や発達障害の可能性を早期に発見するためによく用いられる検査が日本版デンバー式発達スクリーニング検査です。この検査は、乳幼児の発達について「個人-社会」「微細運動-適応」「言語」「粗大運動」の4領域からとらえ、評価するのが特徴です。100以上の項目について25、50、75、90%の到達度を示すことで正常発達の指標とします。そのほかにも遠城寺式乳幼児分析的発達検査法（対象年齢0～4歳）などがあります。それぞれの検査の特徴を整理しておきましょう。

(5) 10
解説 カウプ指数は乳幼児の発育状態を知るために用いられます。15～19程度が標準とされ、22以上になると肥満とされます。

2

(1) ①ウ
②ア
③カ
④エ
⑤オ

解説 個人差はありますが、月齢、年齢と発達の目安となる事柄については試験でもよく出題されます。段階ごと、行動ごとに整理しておくとよいでしょう。

(2) ①✕
②○
③○
④✕
⑤✕

解説 ①は、1歳半ごろにはできるようになります。④は1歳の終わりから2歳頃にはできるようになり、2歳半ごろには手すりを使わなくてものぼれるようになります。手の機能が発達し、本のページをめくることができるようになるのは2歳くらいです。よって⑤は✕です。

(3) ①3～5
②8
③3
④4～5
⑤1歳
⑥4
⑦5
⑧3
⑨1.5
⑩2

解説 体重は、生後3～4ヶ月で約2倍になり

ます。脳の重量は、1歳頃には出生時の2倍もの重さとなり、さらに5〜6歳では成人の90%ほどの重さに達します。行動的な発達とともに身体的な発育についても覚えておきましょう。

25日目 小児看護学の数字③ 子どもの食事と栄養

1

(1) ① 10
　　② 30
　　③ 70
　　④ 2
　　⑤ 1

解説 母乳育児が円滑に行われるように、新生児の管理に関わる医療施設に対して1989年に出された、ユニセフ（国連児童基金）とWHO（世界保健機関）による共同声明が「母乳育児成功のための10カ条」です。その中では、母乳育児に対する情報提供の徹底や、具体的な方法などが示されています。オキシトシンは下垂体の後葉から分泌されるホルモンで、分娩時の子宮収縮作用や、授乳期に乳汁の分泌を促進する作用があります。分娩後は肥大した子宮を収縮させ元に戻す（子宮復古）はたらきも発揮します。

(2) ②

解説 授乳開始時は母乳の分泌も不十分な場合があり、授乳時間も定まらないことも多いですが、母乳の分泌が良好になるにつれて授乳間隔や回数、1回の授乳時間も落ち着くようになります。生後1ヶ月頃になれば、およそ3〜4時間おきで、1日に6〜7回程度の授乳となる場合が多くみられます。

(3) ③

(4) ④

解説 体温より少し温かいくらいが目安です。

(5) ②

解説 地域や個人によっても差がありますが、わが国では離乳は5〜6ヶ月から少しずつ開始し、離乳食に切り替えていくのが一般的とされます。離乳開始時には母乳や人工栄養もほしがるだけ与え、徐々に離乳食を増やしていきます。母乳や人工栄養以外の食物から、身体に必要な大部分の栄養を摂取できるようになった状態で離乳の完了です。離乳の完了は多くが生後12〜18ヶ月頃となりますが、このとき授乳が終わっているかは関係ありません。

(6) ①

2

(1) ✕

解説 分娩後3〜4日ごろまでの母乳を初乳、初乳から成熟乳になるまでの間を移行乳、10日以降に分泌される母乳を成熟乳といいます。

(2) ◯

解説 血液の凝固に関与するビタミンKが不足すると頭蓋内出血を起こす危険があるため、健診時にビタミンKの投与が行われます。母乳にはビタミンKはあまり含まれていません。

(3) ✕

解説 正解は550kcal/日です。

(4) ◯

(5) ✕

解説 生後0〜5ヶ月では脂肪エネルギー比率の目安は50%、生後6〜11ヶ月が40%です。

(6) ✕

解説 正解は25g、20gは1〜2歳の値です。

(7) ○

(8) ✕
解説 8〜9歳男児（身体活動レベルⅡ）の推定エネルギー必要量は1,850kcalです。1,550kcalは、6〜7歳男児の値です。

(9) ✕
解説 カウプ指数16は標準体重といえます。

(10) ✕
解説 問題における公式の場合、10^4が正解です。体重がkgで表されるときは$×10^7$になります。

3
(1) 2
(2) 3
(3) 120〜150
(4) 60〜80
(5) 120〜130
解説 (1) や (2) は小児の発達と評価についての知識で押さえておきましょう。食事、遊び、移動、といった項目ごとに段階的に整理しておくとよいでしょう。(3)(4)の水分量は国試で出題されたこともある知識です。

4
(1) ②
解説 カウプ指数の求め方は、体重（g）÷身長(cm)^2×10です。問題文を公式に当てはめると、10,000÷（80×80）×10となります。kgをgに直すのを忘れないようにしましょう。10,000÷6,400×10 = 100÷64×10 = 15.625となり、答えは②の15.6になります。この場合は正常の範囲といえます。計算するときはなるべく数字を小さくすること、そして四則計算の基本も復習しておくことをおすすめします。

(2) ①

解説 ローレル指数は、体重(g)÷身長(cm)^3×10^4または、体重(kg)÷身長(cm)^3×10^7で求めます。これを問題文に当てはめると、24,000÷（120×120×120）×10^4になります。このとき、24,000と120を約分すると少し楽になります。200÷（120×120）×10^4 = 200÷14,400×10^4 = 0.138…×10^4 = 138.88…になり、正解は①の138.9です。ローレル指数は、100未満がやせ、160以上が肥満、115から145くらいが標準の目安なので、この場合は正常といえます。

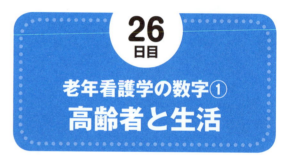

26日目
老年看護学の数字①
高齢者と生活

1
(1) ①65
②65
③14
④75
⑤3
⑥61
⑦80
⑧10
⑨21
⑩30

解説 高齢者については、国や時代によって定義が変わります。平均寿命が短い国では若くても高齢者であり、わが国でも大昔は人生50年とよばれるほどの短命の時代でした。現在は65歳が高齢者とされますが、医療の進歩などによって平均寿命も80歳を超える中、高齢者の定義も変わってくるかもしれません。③の高齢化率については、明確な定義ではありませんが7%を超えると高齢化社会、14%を超えると高齢社会、21%を超え

ると超高齢社会などとよばれます。今の日本は超高齢社会です。⑤⑥⑦のように、さまざまな学者が老年期における特徴や課題などを段階ごとに示しています。ハヴィガーストやエリクソンなど、代表的なものについて、その捉え方を覚えておきましょう。⑧のゴールドプランは、高齢者への保健福祉の充実を目的とした施策です。その後見直されて新ゴールドプランとなり、さらに2000年からはさらなる高齢者福祉の充実を図るため、ゴールドプラン21（今後5ヵ年の高齢者福祉施策の方向）が実施されました。

(2) ① ○
    ② ×
    ③ ×
    ④ ○
    ⑤ ×

解説 介護保険制度に基づき、被保険者の状態から受けられる介護サービスの内容を判断し、区分することを要介護認定といいます。要介護認定では、2度の審査の後、非該当を除き、重い方から要介護5～1、要支援2～1に分けられます。要介護認定の有効期間は利用者の心身の状態により3～24ヶ月と幅がありますが、更新する場合には60日前から申請をすることができます。よって②は×で、正解は60日です。③の介護老人福祉施設は特別養護老人ホームともよばれます。高齢者の増加に伴い、入居可能なレベルが引き上げられ、2015年からは入居は要介護3以上になっています。よって③は×です。⑤の医療職の人員配置基準は試験にも出題されています。入所定員100名当たりの配置基準では、介護老人保健施設では常勤医師1名、看護職員9名、介護職員25名で、介護老人福祉施設（特別養護老人ホーム）では医師（非常勤でも可）1名、看護職員3名、介護職員31名となっています。よって⑤は×で正解は9人です。

(3) ① 50
    ② 6
    ③ 65
    ④ 3
    ⑤ 9

解説 ①は成人がおよそ60％なのに対し、高齢者は50％ほどになります。そのため皮膚の乾燥などが特徴として現れることになります。高齢者の身体的な特徴、変化なども覚えておきましょう。介護予防事業とは、2005年の介護保険法の改正に伴い創設されたものです。そのうち65歳以上のすべての高齢者を対象とするのが一次予防事業、要支援・要介護になる可能性が高い高齢者を対象とするのが二次予防事業です。⑤のグループホームとは、認知症対応型共同生活介護のことをいい、認知症の人たちがケアを受けながら集団で生活する場です。5～9人のグループを1単位として生活しています。

2

(1) ① 10
    ② 100
    ③ 6
    ④ 7
    ⑤ 18
    ⑥ 7
    ⑦ 5
    ⑧ 1

解説 健康な成人では何でもないような動作でも、高齢者にとっては困難を伴うこともあります。また疾患により体力や機能が低下すればなおさらで、日常生活が著しく阻害されることもあります。パーセルインデックスやカッツインデックス、FIMなどは、高齢者のアセスメントツールとして不可欠です。日常生活動作の評価法をしっかりと覚え、生活援助に役立てましょう。

(2) ③

解説 自立度の低い方から各項目を1～7点で評価します。

(3) ①

解説 FIMの認知項目は、「理解」「表出」「社会的交流」「問題解決」「記憶」の5つからなります。

3

(1) 0.5
解説 腎糸球体ろ過率は、腎臓がどれだけ有害物質を排泄できるかの能力を示します。高齢者ではその能力が低下するため、有害物質や薬物などの排泄も遅くなります。

(2) 5,000
解説 老人性難聴は、高音域から始まります。

(3) 8020
解説 8020運動は、80歳まで健康な歯を20本維持しようと始められた運動です。

(4) 50

(5) 40
解説 (4)や(5)については、どの高さが高齢者にとって負担が少なく、転倒の危険が少ないかを身体の構造から考えるとよいでしょう。

(6) 0
解説 脱衣所と浴室の温度に差があると、血管が収縮して急激な血圧の上昇の原因となります。脱衣所や浴室を温め、温度差がなるべくないようにします。

(7) 25

(8) 8
解説 起床から就寝までの日中に8回以上、そして就寝中の夜間に2回以上排尿のために起きてしまう状態を頻尿といいます。

(9) 40
解説 小児の虐待と合わせ、高齢者への虐待も社会的な問題です。高齢者への虐待は4割近くが息子からによるものです。また虐待者を受ける高齢者の多くが80歳以上の女性です。

(10) 22
解説 そのほかに、11項目で評価する多次元介護負担感尺度なども用いられます。家族や配偶者など、介護者の負担は大きな問題となっています。

27日目
老年看護学の数字②
高齢者と疾患

1

(1) ①6
② 1
③ 6
④ 4
⑤ 6
⑥ 23
⑦ Ⅳ（＝4）
⑧ 7

解説 褥瘡の原因はさまざまですが、体圧による局所的な壊死が最も大きく、直接的な原因です。発生を予測するツール、実際に発生した褥瘡を評価するツールなどに整理して覚えておきましょう。褥瘡危険因子評価は、「基本的動作能力」「病的骨突出」「関節拘縮」「栄養状態低下」「皮膚湿潤」「浮腫」の6項目からなります。ブレーデンスケールは、「知覚の認知」「湿潤」「活動性」「可動性」「栄養状態」「摩擦とずれ」の6項目を各1～3点または4点で評価し、褥瘡の発生を予測します。合計点数が低いほど褥瘡が発生しやすいことを示しています。NPUAP（アメリカ褥瘡諮問委員会）の分類は、褥瘡を深さから分類するスケールです。ステージⅠ～Ⅳのほか、深部組織で褥瘡が発生している可能性を示す「DTI疑い」に分類されます。DESIGN-Rは、褥瘡の「創部の深さ」「滲出液」「サイズ」「炎症・感染」「肉芽の形成」「壊死組織」「ポケット」の7項目からなります。

(2) ①2
　　②30
　　③90

解説 体圧分散マットなどを使用した場合には2時間を超えても大丈夫な場合はありますが、2時間を超えない程度で観察し、必要な場合に体位変換を行うのがよいでしょう。90度ルールとは、股関節・膝関節・足関節の角度がすべて90度になるような体位です。大腿部の裏側全体に体圧が分散し、褥瘡の予防に効果的です。

(3) ①○
　　②×
　　③×
　　④○

解説 ①は大規模な病院では14点、小規模な病院や在宅では17点が予測点とされます。②は24～48時間が正解です。③は48時間ごとが正解です。④のK式スケールは、急性期では1週間ごとに採点します。

2

(1) ①65
　　②9
　　③30
　　④20
　　⑤11
　　⑥30
　　⑦5
　　⑧50

解説 認知症を完治させる医薬品はまだありませんが、評価法により早期発見につなげたり、適切な服薬やケアを行うことで進行をある程度遅らせたり、予防していくことも可能です。評価法の特徴などを覚えておきましょう。改訂長谷川式簡易知能評価スケールは「3つの言葉の記銘」「計算」「5つの物品記銘」「数字の逆唱」など9項目からなります。MMSEも認知症のスクリーニング検査のひとつで、11項目30点満点で評価します。

(2) ④

解説 厚生労働省の調査結果によると、2012年時点での認知症の有病者数は462万人にものぼるとされました。さらに2025年には、高齢者の増加とあいまって700万人にもなると予測されています。

(3) 23点以下

解説 MMSE（Mini Mental State Examination）は、認知症のほか、せん妄や統合失調症の感情障害の疑いなどを判別する質問形式のテストです。

(4) 16点以下

解説 NMスケール（N式老年者用精神状態尺度）は、認知症の重症度を評価する観察式の評価スケールです。50点満点で48点以上が正常、47～43点が境界、42～31点が軽症、30～17点が中等度、そして16点以下が重症とされます。

3

(1) 5

解説 パーキンソン病は、中脳の黒質をなす神経細胞の減少によりドパミンが減少し、神経系や筋の異常がみられる疾患です。認知症の原因ともなります。

(2) 4

解説 大腿骨の頸部骨折では、不完全骨折のステージⅠから、完全骨折で転位が著しいステージⅣまで、重症度別に分類されます。

(3) 24

解説 せん妄とは、脳が一時的に機能低下を起こし、意識障害などが現れる状態をいい、高齢者に多くみられます。せん妄を予防したり早期発見することが重要です。

(4) 12

解説 せん妄評価尺度（ナース版）は24時間ごとの評価を行います。

(5) 8

(6) Ⅲ (3)
解説 NPUAPの分類では、ステージⅠを発赤がみられる状態、Ⅱを真皮までの損傷、Ⅲを皮下組織までの損傷、そしてⅣを筋や骨などが露出する、皮下組織を超える損傷としています。

(7) Ⅱ (2)

(8) 48
解説 NMスケールは、認知症を「家事、身辺整理」「関心・意欲、交流」「会話」「記銘・記憶」「見当識」の5項目50点満点で評価し、48点以上を正常とします。

(9) Ⅱ (2)
解説 認知症高齢者の日常生活自立度判定基準は、要介護判定の指標ともなります。判定基準には自立、Ⅰ、Ⅱa、Ⅱb、Ⅲa、Ⅲb、Ⅳ、Mという段階があり、Ⅰに近い方が軽症で、Ⅳに近くなるほど重症で自立が困難とされます。Mは、せん妄などの著しい精神症状や周辺症状、重篤な身体疾患などがみられ、専門医療を必要とする状態を意味します。どの段階からでもMに移行する可能性はあります。

(10) 3
解説 そのほかにも、「3つの言葉の記銘」「5つの物品記銘」などがあります。

MY NOTE

28日目
救急・急変・緊急時の看護に関する数字

1

(1) ①1
　②100
　③120
　④5
　⑤6
　⑥3
　⑦90
　⑧30
　⑨2
　⑩1　※②・③は順不同

解説 救命救急処置のうち、特別な医療器具を用いないで行う気道確保、人工呼吸、胸骨圧迫による心肺蘇生とAED（自動体外式除細動器）による除細動を一次救命処置（BLS）といいます。BLSは、医療職でなくても行うことができ、事故の現場に居合わせた人（バイスタンダー）などにより実施されることが期待されます。対して医療機器や薬剤などを用い、専門知識を有する医療職により行われるのが二次救命処置（ALS）です。心肺蘇生法のガイドラインは5年に一度改訂（問題では2015年のガイドラインを適用）されますので、最新版をチェックするようにしましょう。

(2) 10秒
解説 心拍の有無と呼吸の有無の確認は迅速に行わなくてはなりません。無しと判断された場合にはすぐに蘇生措置を開始します。

(3) ②
解説 人間の脳は、3～4分間の血流停止で回復が困難となります。また心臓停止から3分間、呼吸停止から10分間、そして大量出血から30分

間経過すると死亡率は50％にもなるとされます。迅速な対応により、救える命の確率が上昇します。

2

(1) ×
解説 高度な医療器材を用い、医療職により行われるのは二次救命処置です。

(2) ×
解説 電極パットは胸部の2カ所に貼って使用します。

(3) ×
解説 気管挿管は、経口で20～22cm程度、経鼻で23～25cm程度が目安となります。

(4) ○
解説 体内の血液の20％が失われるとショックが起こり、30％が失われると生命の危機的状況となります。

(5) ×
解説 血液は体重の約1/13ほどの量があります。よって問題の場合、60÷13×0.3（＝30％）となり、約1.5Lの出血が生命の危機を引き起こすことになります。

(6) ○

3

(1) 4
(2) 4
(3) 2
(4) 2番目
(5) 4番目
(6) 3番目
解説 トリアージタグは、赤の最優先治療群、黄色の待機的治療群、緑の軽度処置群、そして黒の4種類からなります。黒は死亡または救命不能とされ、優先順位は一番下になります。しかし救命の可能性が極めて低く、緊急時における治療、搬送の優先順位が下位になるだけで救命が不要、助ける必要がない、という意味ではありません。

4

(1) 5

(2) 13
解説 血液量は体重の約1/13＝8％程度です。

(3) 2

(4) 72
解説 （3）や（4）は精神看護学の領域でも学習する内容です。精神疾患により意思の伝達が不十分な患者でも、人権は守られなければなりません。規定を覚えておきましょう。

(5) 数週～数ヶ月
解説 PTSDは、心的外傷後ストレス障害といい、大きな事故や災害などの衝撃的な体験をしたときに、それが後に記憶として再生されたり、さまざまな神経症状が引き起こされることをいいます。

(6) 10
解説 生命の危機につながるほどの熱傷の受傷面積は、大人では20％ほどとされますが、身体の小さな子どもでは10％ほどで生命の危機を招きます。

(7) 1
解説 SIDSは、乳幼児突然死症候群のことで、健康状態や既往歴などからは予測できず、原因も特定できないような突然死をもたらす症候群をいいます。生後2～6ヶ月に起こりやすく、乳児の死因の上位にあります。

(8) 2

(9) 1

(10) 3

解説 (8)～(10)の救急医療体制は、軽症に対応する1次（初期）救急、ときに入院や手術も必要となる中等度の救急患者に対応する2次救急、そしてさらに高度な治療が必要な救急患者に対応する3次救急という3つの受け皿からなります。

29日目 意識レベルの判別トレーニング

1
① 4
② 5
③ 6
④ 15
⑤ 9

解説 意識レベルの判別方法は覚えておきましょう。ジャパンコーマスケールは3-3-9度方式ともよばれ、覚醒の度合いで3段階に、さらにそれぞれを3段階に分け、9段階で評価します。

2
(1) ① （Ⅱ）－（20）
　　② （Ⅰ）－（3）
　　③ （Ⅲ）－（200）
　　④ （Ⅱ）－（10）
　　⑤ （Ⅰ）－（2）
　　⑥ （Ⅲ）－（100）

解説 ジャパンコーマスケールでは、まずⅠが覚醒している状態、Ⅱが刺激により覚醒する状態、そしてⅢが刺激を与えても覚醒しない状態ということを覚えましょう。その上でそれぞれの段階評価を覚えるとよいでしょう。

(2) ① 4
② 4
③ 2
④ 4
⑤ 5
⑥ 2

解説 グラスゴーコーマスケールについては、「開眼」が自発的あるいは普通の呼びかけで開眼する4点から痛み刺激でも開眼しない1点、「言語反応」が見当識が保たれている5点から発語がみられない1点、そして「運動反応」が命令に従い動ける6点から運動がみられない1点というように、重症度の高い順に点数が低くなっています。段階ごとに整理しておきましょう。②は少し混乱しているようですが会話が成立しているので4点ですが、会話が成立しないほどになれば3点とします。④は痛みの場所がはっきりと認識できずに逃げようとしているので4点です。

3
(1) （Ⅲ）－（300）

(2) （Ⅰ）－（3）

(3) （Ⅱ）－（20）

解説 (3)では、両肩を揺するのがポイントです。もし麻痺があった場合には片方だけでは刺激が伝わりません。しっかりと両肩を押さえて呼びかけます。

4
(1) 開眼（2）点
　　言語反応（2）点
　　運動反応（4）点：合計点数（8）点

(2) 開眼（4）点
　　言語反応（4）点
　　運動反応（6）点：合計点数（14）点

(3) 開眼（1）点
　　言語反応（2）点
　　運動反応（2）点：合計点数（5）点

解説 患者の状態や刺激に対する反応を正確につかむことが大事です。(1)では刺激によりわずかに開眼したため開眼は2点です。(2)では、手を握ってくださいという指示に反応できているので運動反応は6点とされます。(3)では、意味のない発声があるため言語反応は2点とします。

30日目 覚えておきたい基準値・診断基準

1

(1) 7.4

(2) 10
解説 赤血球沈降速度は、疾患による炎症の有無を知るのに有効です。女性では3〜15mm/時が基準値となります。

(3) 18.5
解説 BMI（ボディマスインデックス）は体格指数のことで、肥満ややせの指標となります。

(4) 22

(5) 85
解説 腹囲はメタボリック症候群の必須の診断基準です。女性では腹囲90cm以上が基準となります。

(6) 150
解説 中性脂肪150mg/dL以上、HDLコレステロール40mg/dL未満（両方あるいはいずれか）が診断基準となります。そのほか、血圧や血糖値も判別の基準となります。

(7) 7.0
解説 過剰となった尿酸と体液中のナトリウムが結合し、尿酸塩という結晶となり関節などに沈着した状態が痛風です。尿酸塩により各部位に炎症が起こり、痛みが生じます。

(8) 5
解説 MRC息切れスケールは、息切れしないグレード0から、少しの動作でも息切れし、外出できないほどであるグレード5までの6つの段階があります。

(9) 5
解説 更衣する程度でも息切れする場合は、外出も困難なグレード5とされます。

(10) 5
解説 ヒュー・ジョーンズの分類も軽い方から1〜5に分類します。

(11) 70
解説 COPD（慢性閉塞性肺疾患）とは、有毒物質を長期間にわたって気道から吸入することで起こる肺の慢性的な炎症性疾患です。かつては肺気腫と慢性気管支炎とよばれていた疾患の総称で、喫煙者に多くみられます。

(12) 6

(13) 9
解説 エジンバラ産後うつ病調査票は、10項目の質問を0〜3点で回答し、9点以上が産後うつの疑いとされます。

(14) 2
解説 脳死判定は、自発呼吸や瞳孔反射など5つの項目により行われ、さらに正確に判別するため6時間後に同じ項目で2度目の判定を行います。ただし小児の場合は脳機能の回復力が高いため、2回目の判定を24時間後に行います。

(15) 5

(16) 3
解説 熱傷の深達度3度は皮下組織にまでおよぶ重症の熱傷です。

(17) 9
解説 身体の各部位を頭部や左上肢、右下肢、体幹前面などに分け、それぞれの面積が体表面積の9%またはその倍の18%程度に相当するとして熱傷の面積を概算する方法が9の法則です。

(18) 5
解説 成人に比べ、頭部などの表面積が大きい小児では、頭部の皮膚を全身の15%、片側の上肢を10%といったように、熱傷の概算には5の法則を用います。

(19) 5
解説 アプガースコアは「心拍数」「呼吸」「筋緊張」「刺激に対する反応」そして「皮膚の色」の5項目にそれぞれ点数をつけて判別します。

(20) 7
解説 アプガースコアは、8点以上が正常、0〜3点は重症仮死とされます。

2

(1) ○

(2) ✕
解説 ヘマトクリット値とは、血液中の赤血球の割合を示す数値です。酸素の運搬能力を反映し、ヘマトクリット値が低ければ貧血状態であることがわかります。成人男性では40〜50%、成人女性では35〜45%程度が基準値とされます。

(3) ✕
解説 白血球は、4,000〜8,000個/μL（マイクロリットル）ほどが基準値とされるので6,000個は異常とはいえません。

(4) ○

(5) ○
解説 BUNとは血清尿素窒素のことで、体内でタンパク質を使い終わった時に発生する有毒なアンモニアを肝臓が無毒化したものです。BUNは腎臓を経由して体外へ排出されますが、この値が高いと腎臓機能の低下が疑われます。基準値は9〜20 mg/dLほどで、40 mg/dLにもなれば腎不全の可能性があります。

(6) ✕
解説 γ（ガンマ）-GTPは肝臓や腎臓などでつくられる酵素で、タンパク質を分解するはたらきをもちます。アルコールの過剰摂取などが原因でγ-GTPが血液中に大量に漏れ出すと数値が上がります。基準値は50IU/L以下で、高値は肝臓や胆管、膵臓などの異常が考えられます。

(7) ✕
解説 AST（GOT）、ALT（GPT）も肝臓機能の指標で、ASTが40IU/L以下、ALTが35IU/L以下が正常範囲の目安となります。

(8) ✕
解説 血中カリウム値の基準値は3.5〜5.3mEq/Lなので、問題文の値では高カリウム血症になります。

(9) ○
解説 デューク法の基準範囲は2〜5分です。

(10) ✕
解説 プロトロンビン時間の基準範囲は10〜13秒です。

3

(1) 500
解説 赤血球数（RBC）は、男性では450〜600万個/μL程度、女性では380〜520万個/μL程度が基準値とされます。

(2) 15

(3) 110

(4) 0.8
解説 ビリルビンは、役目を終えたヘモグロビンが分解されて生成される色素で、肝臓に運ばれた後、胆汁に含有されます。肝臓や胆管の機能に障害があると血中濃度が過剰になり、黄疸や尿からの排泄がみられます。基準値は、0.2〜1.0mg/dLとされます。

(5) 35〜45
解説 $PaCO_2$ は動脈血二酸化炭素分圧を意味します。

(6) 0.7
解説 クレアチニンは、筋が力を発生させる際に生まれる代謝産物で、通常は腎臓でろ過され尿によりほぼすべて体外に排出されます。基準値は男性で0.6〜1.1mg/dL、女性で0.4〜0.8mg/dLとされます。高値を示す場合には腎機能の低下が疑われます。

(7) 80

(8) 24

(9) 70
解説 脆弱性骨折とは、骨量の低下が原因で起こる非外傷性の骨折のことです。骨密度のYAM（young adult mean）とは、20〜44歳までの骨量を100%として、そこからどのくらい増減しているかを示す値です。椎体や大腿骨近位で脆弱性骨折がある場合には骨密度に関係なく骨粗鬆症とされ、その他の部位の場合には80%未満で骨粗鬆症とされます。

(10) 21

MY NOTE

SENKOSHA

別冊　解答と解説
〈30日間特訓!〉看護学生が覚えておきたい!
数字・数値まるごとドリル
——試験・実習・実践に役立つ数字——